# 周锦明临证经验集萃

主编·伍朝霞

主审·周锦明

全国基层名老中医专家传承周锦明工作室 编

上海科学技术出版社

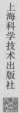

U0247939

## 内 容 提 要

本书系 2015 年全国名老中医传承周锦明工作室整理,为进一步传承基层名老中医药专家学术经验进行积极实践和探索。本书全面总结了周锦明对肾脏疾病、内科杂病的诊疗思路、临证经验、用药特色及科研创新。

本书可供从事中医药医疗、教学和科研工作者,尤其从事肾脏疾病诊治的临床医师、科研工作者参阅。

**图书在版编目(CIP)数据**

周锦明临证经验集萃 / 伍朝霞主编. —上海:上海科学技术出版社,2018.10
    ISBN 978 − 7 − 5478 − 4184 − 6

    Ⅰ.①周… Ⅱ.①伍… Ⅲ.①中医临床—经验—中国—现代 Ⅳ.①R249.7

中国版本图书馆 CIP 数据核字(2018)第 209746 号

**周锦明临证经验集萃**
全国基层名老中医专家传承周锦明工作室　编

上海世纪出版(集团)有限公司
上海 科 学 技 术 出 版 社　出版、发行
(上海钦州南路 71 号　邮政编码 200235　www.SSTP.cn)
常熟市华顺印刷有限公司印刷
开本 787×1092　1/16　印张 8.5
字数 140 千字
2018 年 10 月第 1 版　2018 年 10 月第 1 次印刷
ISBN 978 − 7 − 5478 − 4184 − 6/R・1719
定价:48.00 元

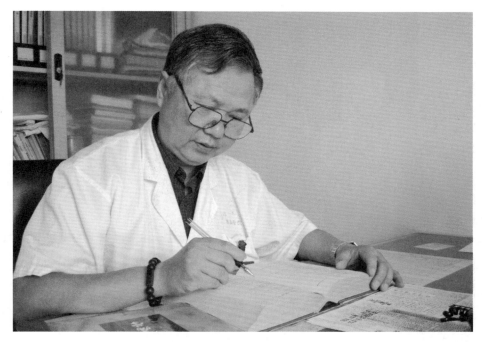

周锦明工作照

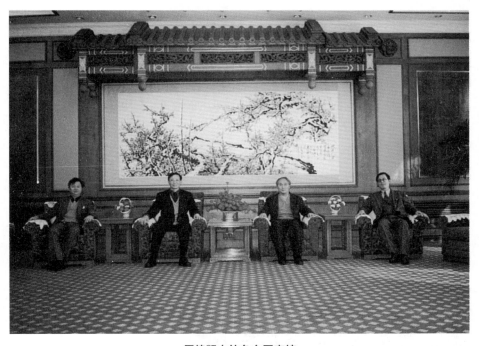

周锦明在钓鱼台国宾馆

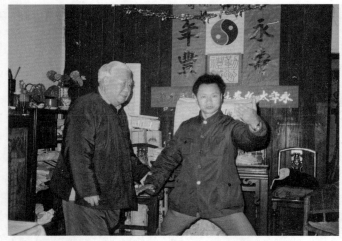

傅钟文老师指导周锦明太极拳

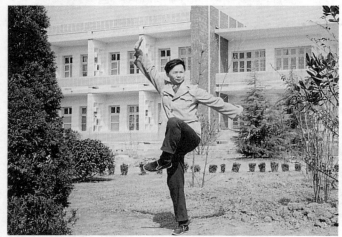

周锦明练功照

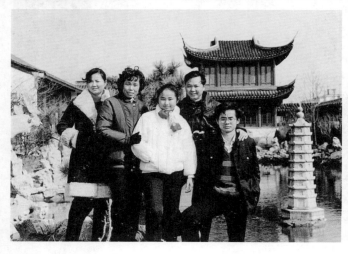

周锦明全家

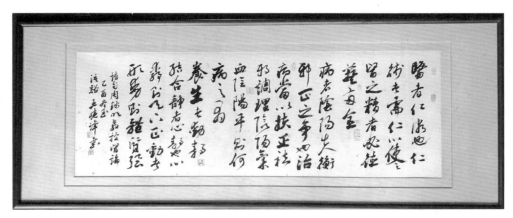

王晓峰赠医论

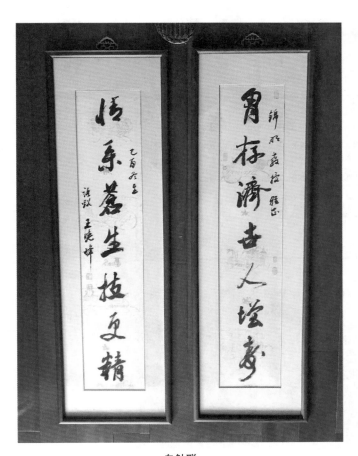

自勉联

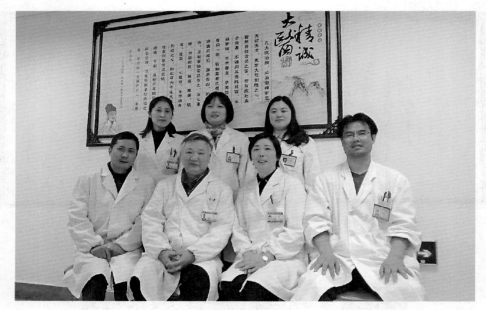

周锦明工作室团队

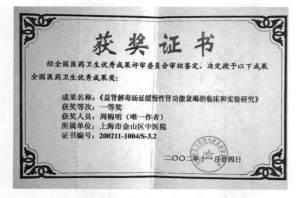

周锦明荣获"全国医药卫生优秀成果奖"

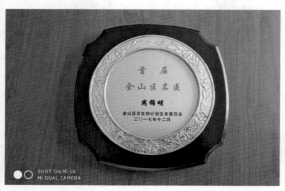

周锦明荣获"首届金山区名医"称号

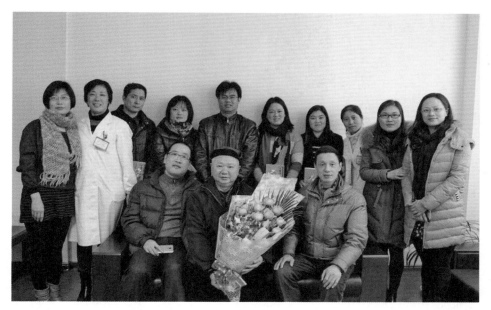

周锦明工作室成立合影

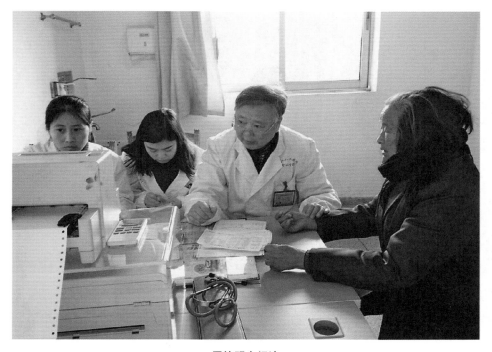

周锦明在门诊

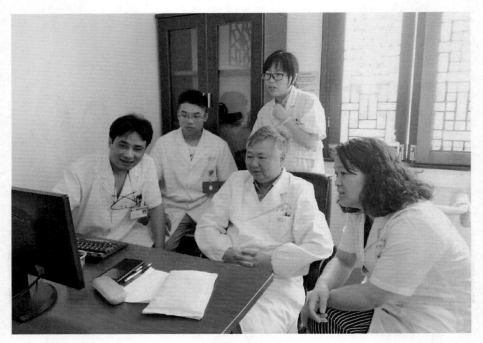

周锦明带教学生

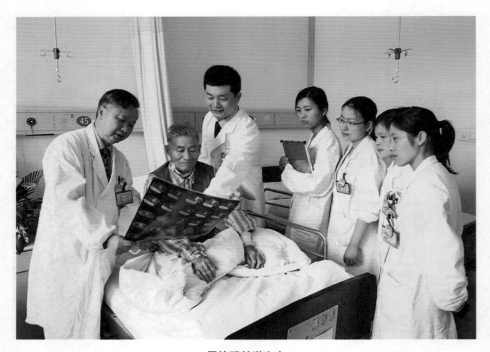

周锦明教学查房

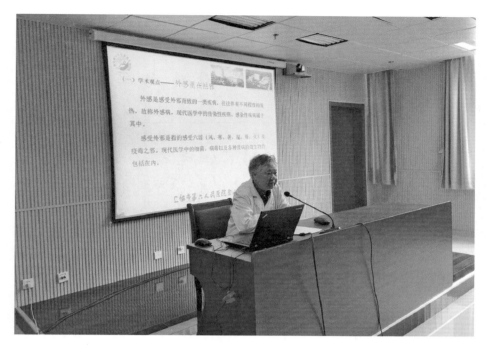

周锦明在授课

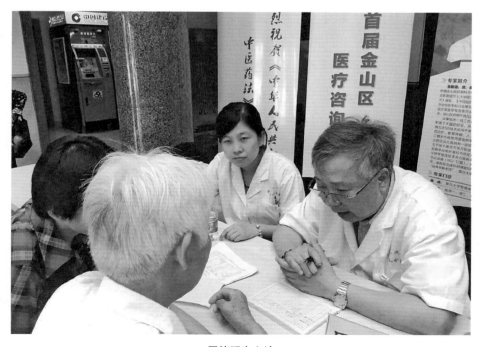

周锦明在义诊

周锦明同志以优异成绩于1967年毕业于我校，从医近三十八年。毕业之初，在山区为我国军工企业的职工防病治病。1986年回到上海金山。近二十年来为金山事业尽心尽力。尤其1993年任金山中心医院副院长兼金山中医院常务副院长期间，创建该院的中西医结合肾病科及血液肿瘤科。在对慢性肾炎及肾功能衰竭，采用中医的综合治疗，疗效显著，成为上海市中医优秀临床研究特色专病种室。

由于周锦明同志在工作中成绩卓著，被为金山卫生系统特殊津贴A级的享受者，在2003年获得金山区首届高尚医德奖，1993年获国务院政府特殊津贴。

综上所述，周锦明同志中医根基扎实，理论学术水平颇高，临床经验丰富，疗效显著，为中医事业作出贡献，乃同辈中的佼佼者，在金山区群众和同道中，享有较高的声望。

同意推荐周锦明同志为上海市名中医。

上海中医药大学　胡建华　2004年4月1日

胡建华教授对周锦明的评价（影印）

# 编委会名单

**主编**

伍朝霞

- - - - - - - - - - - - - - - - - - - - - - - - - - - - - -

**主审**

周锦明

- - - - - - - - - - - - - - - - - - - - - - - - - - - - - -

**编委（以姓氏笔画为序）**

于昊新　　张莉萍　　陈代平

周蒋丹　　费秀丽　　高浩美

彭勇华

1. 周锦明简介

周锦明，1967 年毕业于上海中医学院（现上海中医药大学），主任医师、硕士研究生导师、上海中医药大学兼职教授。曾任上海市金山区中心医院副院长、上海市金山区中医医院常务副院长及医院专家委员会主任、全国中医肾病指导委员会委员、上海市中医肾病专业委员会副主任委员、上海市中医心病专业委员会委员，享受国务院政府特殊津贴。现为全国基层名老中医工作室指导老师，上海市金山区首届名医。

在 50 余年的临床实践中，周锦明刻苦钻研医术，对心、肾、脾、胃及外感热病的研究较深。周锦明率领团队于 1995 年创建中西医结合肾病科，对早中期慢性肾衰患者采用中医药治疗，取得了较好的疗效，该科于 2012 年被列入上海市医学重点专科、上海市中医临床重点学科。其中，该科尿毒症专病被评为上海市特色专病。

周锦明主持并完成了上海市自然科学基金项目"益肾汤延缓慢性肾衰的临床与实验研究"、上海市卫生和计划生育委员会科研课题"益肾解毒汤延缓慢性肾衰的临床与实验研究"等多项科研课题。撰写论文 40 余篇，参与编写《中医外感热病学》《实用中医肾病学》《实用中医大全》等著作。

2. 周锦明工作室负责人简介

工作室负责人伍朝霞，1987 年毕业于上海中医学院（现上海中医药大学），主任医师，从事中医内科、妇科临床工作 30 年。

3. 周锦明工作室其他传承人简介

继承人陈代平是上海市金山区中心医院副主任医师，费秀丽、于昊新是上海市金山区中心医院主治医师，彭勇华是上海市金山区朱泾社区卫生服务中心中医全科副主任医师，张莉萍是上海市金山区廊下镇社区卫生服务中心中医全科主治医师，高浩美是上海市金山区金山卫镇社区卫生服务中心中医全科副主任医师，周蒋丹是上海市金山区漕泾镇社区卫生服务中心乡村医师。

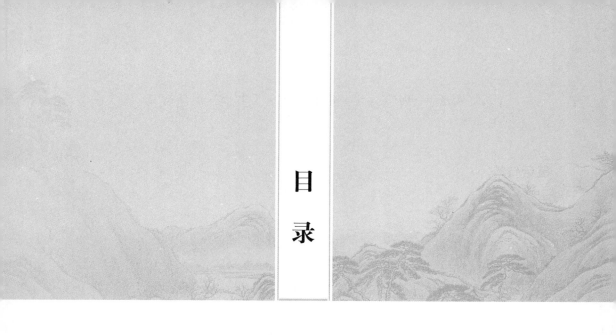

目 录

# 医 事 传 略

## 1. 立志学中医

周锦明祖籍为江苏省南汇县（今属上海市浦东新区），1942年12月出生在南汇县大团镇的一个贫困家庭。1949年中华人民共和国成立后，国家设立了人民助学金制度，使贫穷学生有读书的机会。当时，他白天上学，放学回家后割草拾柴以助家，晚上一盏煤油灯下完成作业。一到寒暑假，他便外出做小工，赚点钱以补家用，他虽穷但学习勤奋。在中学期间，他数理化成绩一直名列前茅，多数人以为他的目标是理工科大学，然而一次偶然的机遇使他萌生了学习中医的信念。那是在他高二的时候，一位同班好友的姐夫得了重病，住在当地医院，他与好友放学后就到医院陪护好友的姐夫，然而好友姐夫的病一天比一天重，直至昏迷不醒。医院多次与家属谈话，告知患者已无力回天，令家属准备后事。当时有一位亲戚提出请郎中来看看，郎中来后，问了病情，把了脉，开了两副中药，嘱煎好后顿服。奇迹终于发生了，两天后，周锦明好友的姐夫醒了过来，后经郎中调理月余，便康复出院了。这件事使周锦明内心深处对中医产生了敬仰之情，他跟他的同学说："我今后也要学中医，做一个救病人于危难的人。"1961年，周锦明以第一志愿高分考入上海中医学院（现上海中医药大学），从此开始了他学习济世之术的道路。

## 2. 勤学苦读的大学生活

由于家贫，他6年的大学生活实为不易。寒暑假他基本不回家，留在学校里勤工俭学，做小工，修道路，整操场，修教工宿舍……他把勤工俭学挣的钱用来买书，可是新书贵，于是他有空就会专门到福州路旧书店里淘旧书。有时他还利用寒暑假帮老师抄写医案，或誊抄准备出版的新书底稿。记得在1963年的暑假，他协助当时中药教研组叶显纯老师誊写了他将要出版的新书《中药学》，共50多万字。他是班上最穷的学生，但他学习勤奋，成绩是班上最好的，并且他乐于帮助他人，临近考试，他身边总是围着不少同学听他辅导，同学们称他为"小老师"，班上的同学都很尊重他。老师们对他也多有好感，例如他经常谈到的当时内科教研组的黄文东老师、胡建华老师，金匮教研组的金寿山老师，诊断教研组的蔡中慧老师，课余之后，周锦明经常到他们那里请教问题，有时到龙华医院帮他们抄方，聆听他们对患者病情的分析。周锦明还时常帮老师们整理医案，总结验方。例如，在跟老师抄方过程中，周锦明总结胡建华老师的治病经验，写了《无比山药丸治疗尿血的经验》一文，总结蔡中慧老师的治病经验，写了《苍柏蝉苡汤治疗过敏性疾病的经验体会》一文等。他在学生时代就得到了老师们的青睐。

连华是周锦明班上的女同学，家住奉贤庄行镇，属上海郊区。当时，住在市区的同学星期天都回家，而家在郊区的同学大多不回去。她同样勤奋好学，是班上女同学中的佼佼者，他俩经常一起复习，共同探讨一些学习上的疑点难点，成为知己，最终结为伴侣，双双为钻研岐黄之术奋斗一生。连华在中医药治疗肿瘤方面建树良多，治人无数，在当地享有盛名。

### 3. 行医之路的艰辛

大学毕业后，周锦明夫妇被分配到湖南，周锦明被分配到兵工部 343 厂职工医院，连华被分配到邵阳地区的隆回荷香桥卫生所。入职后，周锦明运用在学校学到的各种医学知识，开展了中医药治病工作，创建了中药房、中药炮制加工室，综合运用中药针灸、推拿、拔火罐治疗疾病，对闭合性骨折采用树皮、胶布筒等小夹板固定。在开展"一根针、一把草"的新医药运动中，他银针不离身，并采集 200 余种中草药，开辟了医院周边荒田，种植了草药苗圃，当时流行性脑脊髓膜炎（简称流脑）、流行性乙型脑炎（简称乙脑）横行，他采集草药自己加工、煎熬，为防治流脑、乙脑，取得了良好的效果，获得了工人及领导的好评，被评为全区先进工作者。不幸的是，在切草药过程中，他不慎被切掉右手示指、中指、环指的第一节。伤残之后不久，他又投入防治疾病的工作中去。工作 3 年后，在上级领导的关心下，连华调入兵工部 343 厂职工医院，从此他们相互搀扶，在岐黄路上奋蹄迈进，一个在运用中医药治疗肿瘤方面取得优异成绩，一个在中医药治疗肾病方面获得了较高的荣誉。

1986 年，周锦明调回上海后，参加了上海市中医肾病组的学术活动。1988 年，他出席全国中医肾病学组兰州会议。1992 年，中华医学会肾病学组组织召开全国中医肾病成都会议，会议宣布成立中华医学中医肾病专业委员会，周锦明担任副主任委员。1992 年底，上海市金山区亭林医院首次举办上海中医肾病学术交流会，促进了中医药治疗肾病在郊区的发展。1993 年，他调入上海市金山区中心医院任副院长，兼任上海市金山区中医医院常务副院长。在严世芸教授的倡导下，上海市金山区中心医院主办过多次全市性中医工作联席会议。1996 年，在龙华医院吴银根院长的支持及陈以平教授的帮助下，上海市金山区中心医院建立了郊区第一个血液透析室，后来医院肾病科成为区、市中医临床的重点学科。自 1993 年起，他获得国务院政府特殊津贴。

### 4. 胸存济世技更精

在日常的诊疗中，他目睹了肾病患者被误诊，以及终末期肾病患者的绝望，作为一名医生的他心中是异常不安的，如何为这些患者减轻痛苦，延长生命呢？这是他日夜思索的问题。2002 年他退休后，对经他诊治过的肾病患者进行了回顾总结，先后针对肾病患者常见的蛋白尿、血尿、水肿拟定了消白一号、消白二号、消血一号、消血二号、消肿一号、消肿二号，并推广运用于临床；针对糖尿病肾病、狼疮性肾炎、紫癜性肾炎、尿酸性肾病拟定了相应的治疗方，分别为糖肾方、狼肾方、紫肾方、尿酸方，经系统地进行临床观察及应用，取得了很好的疗效；针对肾病晚期患者，拟定了益肾解毒汤以延缓肾衰的进程，集扶正祛邪两顾之益，此方的疗效研究获得了上海市卫生和计划生育委员会科研课题及上海市自然科学基金项目的资助。益肾解毒汤被《中国中医药报》刊登在名医名方录上，在全国有一定的影响。2004 年，他所带领的上海市金山区中心医院肾病尿毒症专科获上海市卫生和计划生育委员会授予铜牌。

2015 年 11 月，他被推荐为全国基层名老中医工作室指导老师。在上海市金山区卫生和计划生育委员会及上海市金山区中心医院直接领导下，全国基层名老中医专家传承周锦明工作室成立，正式开班带徒。

# 学术思想及临证经验

# 学 术 思 想

## （一）外感重在祛邪

外感是感受外邪而致的一类疾病，往往伴有不同程度的发热，也称外感病，西医学的传染性疾病、感染性疾病属于此范畴。感受外邪是指感受六淫（风、寒、暑、湿、燥、火）及疫毒之邪，西医学所指的细菌、病毒，以及各种致病的微生物均属于此范畴。外感病的发病过程，是机体邪正斗争的过程，即外感各种病邪与机体抗病能力之间相互斗争所出现的盛衰状况，表现为疾病过程中的邪气实和正气虚两个方面。《黄帝内经》指出，"邪气所凑，其气必虚"，"正气存内，邪不可干"，说明外感病的发生有两个必然条件，一是病邪，二是正气不足。所以在同一地区，同一环境中，即使感受相同病邪，有的人发病，有的人则安然无恙。那么，在治疗这类疾病时当如何而为？古人云，"邪去则正安"，故应重在祛邪，这与西医学针对致病微生物采取相应治疗措施的治则是一致的。我国古代在诊治外感病中积累了许多经验，并形成许多流派，主要有"伤寒"和"温病"两大流派，然"伤寒"是"温病"的基础，"温病"是"伤寒"的发展。既有邪则当祛之，祛风、祛寒、祛暑、化湿、润燥、清火解毒均为祛邪之法；因邪而伤正，当辨证何位虚，应补气、养血、滋阴、助阳以助正复而邪却，治外感之病，须切记"祛邪务尽"的原则，以防死灰复燃。

## （二）杂病首重脾胃

脾胃为"气血生化之源"，为"后天之本"。李东垣在《脾胃论·脾胃虚实传变论》中说："元气之充足，皆由脾胃之气无所伤，而后能滋养元气。若脾胃之气本弱，饮食自倍，则脾胃之气既伤，而元气亦不能充，而诸病之所由生也。"周锦明认为，注意脾胃功能的调摄，往往能收到事半功倍的疗效。特别是对病重、久病患者的治疗及病后的调理，在临床辨证治疗过程中尤应注意脾胃，所谓"胃气复则生"，这里的"胃气"主要指脾胃的功能。顾护脾胃的重要性与脾胃的生理功能密切相关，胃的生理功能主要是主受纳、腐熟水谷，故古人称胃为"太仓""水谷之海"；又因机体气血的化生都依赖饮食营养，故又称胃为"水谷气血之海"，经过胃初步消化后形成的食糜，其精微需经脾之运化而营养全身。所以胃气的盛衰，对于维持机体生命活动至关重要，故《黄帝内经》称胃为"五脏之本"。胃主通降，以降为和，饮食入胃，经过胃的腐熟后，必须下行入小肠进一步消化吸收。胃的通降是胃受纳的前提条件，胃失和降，不仅会影响食欲，而且可因浊气在上而发生口臭、脘腹胀闷或疼痛、便秘等症状。胃气上逆还可出现嗳气、恶心、呕吐、呃逆等症状，所以说"胃以降为和"。而脾的生理功能主要是主运化、升清和统血，脾把水谷化为精微，并将精微物质吸收输布至全身，脾气上升，并将其运化的水谷精微，向上输送至心、肺、头目，通过心肺的作用化为气血，以营养全身。脾的升清功能还包括维持内脏位置的相对恒定，如果脾气不能升举而下陷，则可见各种内脏的下垂症状。脾还有统摄血液在脉内运行，不使其逸出脉外的作用。同时，胃的受纳、腐熟水谷功能必须与脾的运化功能相配合，才能使水谷化为精微，以化生气血，供养全身。脾胃是后天之本，气血生化之源，气机升降的枢纽。脾脏清阳之气主升，脾气一升，则肝气随之而升发，肾水随之气化。脾气升而水谷精微转于肺脏，敷布周身，胃的浊阴之气主降，胃气降则糟粕得以下行，胃气降则肺气随之肃降，心火随之下潜，心肾得以相交。脾胃健旺，气血旺盛，气化正常，则五脏六腑四肢百骸皆得其养，脾胃虚损，气血匮乏，脏腑组织俱受其害，脾胃失常，贻害四旁。脾胃之病亦常影响他脏而使之发病，如可影响心、肺、肝、肾等，形成心脾同病、肺脾同病、肝脾同病、脾肾同病，而心、肺、肝、肾的疾患也往往会使脾胃功能异常，临床治疗颇为复杂。周锦明将中医理论知识灵活运用于临床中，颇有心得，他认为脾胃的作用很重要，故诊治疾病应将顾护脾胃放在首位。

## （三）治病以平为期

病者，邪正之争，阴阳失衡也，故治病，当扶正祛邪，调理阴阳。阴阳平，气血充，则何病之有？周锦明认为阴阳是辨证的总纲领，因为阴阳分别代表事物相互对立的两个方面，疾病的性质、临床的证候，一般都可归属于阴或阳的范畴，因而阴阳辨证是基本的辨证大法。《素问·阴阳应象大论》说："善诊者，察色按脉，先别阴阳。"根据阴阳学说中阴与阳的基本属性，临床上把凡见兴奋、躁动、亢进、明亮等表现的表证、热证、实证，以及症状表现于外的、向上的、容易发现的病邪性质归为阳证，把病症见抑制、沉静、衰退、晦暗等表现的里证、寒证、虚证，以及症状表现于内的、向下的、不易发现的病邪性质归为阴证，然后再根据具体内容治疗辨证。周锦明行医50多年，积累经验无数，是肾病名家，经过长期的临床实践，他认为慢性肾病的演变过程是一个邪正交争的过程，由于病程较长，从而使机体处于一种正气日渐耗散、邪气日久不去的状态，从而形成气血阴阳失调，虚实夹杂的复杂病机，常累及肺、脾、肾三脏，最终肺、脾、肾俱虚，瘀血阻络，或间有湿热湿毒，脾、肾分别为后天和先天之本，肺肾金水相生，病程愈久，肺、脾、肾三脏愈虚，加之湿热羁留，气血运行受阻，形成湿、热、瘀、毒、虚互结之象。

平衡与不平衡是一个动态过程，人体内环境平衡，以及内外环境协调，是人体健康的保证。一旦这个平衡及协调被打破，则人就要生病，生病的过程是平衡失调的过程。治病就要使失衡达到平衡，这就是《黄帝内经》所说"阴平阳秘，精神乃治"。所谓热者寒之，寒者热之，虚者补之，实者泻之，使人体恢复到平衡状态。在治病过程中，必须重视"中病即止"。不论是祛邪还是扶正，在调治过程中均切忌矫枉过正，否则从不平衡到平衡，结果又到不平衡，使疾病又生变故。治病难，就难在如何掌握好一个平衡点。养生者，动静结合也。静者心静，心静则天下正，五脏六腑安，动者形动，形动则体质强。所谓动静者，也即阴阳平也。做到心静而形动，才能达到健康延年的目的。

# 临 证 经 验

## （一）健脾益肾，利湿化瘀——治疗蛋白尿

### 1. 基本病机

中医古籍中未见明确关于"蛋白尿"的名称，但《黄帝内经》及后世先贤却不乏类似的论述。《黄帝内经》指出人体的水液，有清浊之分，"浊中之浊者"，排出体外即为溲；"浊中之清者"，藏于肾，复化气而上升至肺，抑或成为人体精微之组成部分。《素问·水热穴论》指出："地气上者，属于肾而生水液也。"由是观之，脾气不足，肾气虚衰，清浊不分，使浊之清者——精微，从小便排出矣，此即西医学所谓的"蛋白尿"。

从中医学角度，我们可以概括为"肾失封藏，精微下漏"。当代医家多从精的生成和精的异常排泄来理解，且都以肺、脾、肾为主展开论述，肾不藏精，精微下注；脾虚不摄，清气下陷；浊气上泛，肺不主气等，是目前中医界公认的蛋白尿病机。正常情况下，饮食进入人体，脾吸收水谷精微，并将其上

输于肺，再由肺如"雾露之溉"顺降、输布于全身，并将其多余的部分转输于下焦，由肾脏藏之。正如《素问·经脉别论》云："饮入于胃，游溢精气，上输于脾，脾气散精，上归于肺，通调水道，下输膀胱，水精四布，五经并行。"肺、脾、肾三脏共同正常运行，才能保证精微物质各归其位，各运其功能。若肺气不足，失于宣发、肃降之功能无以使上焦开发，三焦通调无力，不能散气血津液于周身，导致水谷精微不能归其正道，精微下注，膀胱失约而导致蛋白尿。若脾气虚弱，则气血津液生源不足而亏损；脾虚失摄，气血津液不能循行于正常经脉之中，故而致气血津液失于统摄而流失，无以上输于肺，布运周身，致使水谷精微与水湿浊邪混杂，从小便而泄，导致蛋白尿。《素问·灵兰秘典》曰："膀胱者，州都之官，津液藏焉，气化则能出矣。"说明膀胱之水液，是不含精微物质的，如肾气不固，则气化蒸腾无力，开阖失司，致精气下泄，出于小便而成蛋白尿。由上观之，肾主封藏，气化蒸腾；脾气散精，灌注一身；肺主宣降，通调水道，三脏相系，密不可分；肺、脾、肾三脏的病变，在蛋白尿形成的病机演变中起着重要作用。

除此之外，病邪的侵入及产生亦是加重蛋白尿的原因。脏腑功能失调，水液代谢失常，水湿阻滞，蕴蓄不化，日久化热，湿热阻滞，气机不畅，血行滞涩。湿热、血瘀既是脏腑功能失调的病理产物，又可成为新的致病因素。湿热内停日久，壅滞上焦则肺失宣降，困及中焦则脾失升清，蕴结下焦则肾气不固，精微随小便而出则见蛋白尿；血瘀形成后，脏腑功能必定进一步衰退，瘀血不去，新血不生，从而使脏腑经络逐步失养。《读医随笔》曰："脉络之中，必有推荡不尽之血，若不驱除，新生之血不能流通，元气终不能复，甚有传为劳损者。"湿热、血瘀日久不去，阻滞气机，肝失疏泄，不能输布精微物质，肾气虚衰，固摄失常，则蛋白尿加重。

**2. 治疗原则：扶助脾肾，兼顾祛邪**

《黄帝内经》曰："肾主蛰藏，主五液，为先天之本，五脏之伤，穷必及肾。"肾失封藏是蛋白长期流失的病机，补益肾脏是治疗蛋白尿正治之法，而脾胃为机体升降之枢纽，故有"斡旋之洲"之称。脾胃为后天之本，升降失常则清气不升、浊气不降，精气不以归藏，而致精微下流，故健脾胃可助清升浊降，使清浊各归其道。周锦明认为，蛋白尿的治疗应遵从标本分治、标本兼治的原则，以健脾益肾固本，兼顾利湿化瘀治标。

**3. 经验方**

**消白一号方：**

[**组方**]　生黄芪、太子参、生白术、怀山药、云茯苓、泽兰、泽泻、六

月雪、鹿衔草、玉米须、鬼箭羽、薏苡根、土茯苓、覆盆子、连翘壳、蝉蜕、蒲公英。

[**功效**]　益气健脾，清热利湿。

**消白二号方：**

[**组方**]　生黄芪、太子参、山茱萸、枸杞子、六月雪、鹿衔草、玉米须、鬼箭羽、白茅根、仙鹤草、紫丹参、小蓟草、墨旱莲、金樱子。

[**功效**]　补益脾肾，利湿化瘀。

**4. 病案举例**

● **案**　朱某，女，56 岁。

[**初诊**]　2016 年 1 月 12 日。

主诉：腰酸、畏寒 2 月余。

病史：患者有慢性肾炎病史数年，平素病情控制稳定。近两月来又出现尿蛋白，有时感腰酸、畏寒，双下肢无浮肿，纳食尚可，二便正常。患者有高血压数年，平时规律服用厄贝沙坦氢氯噻嗪片，每日 1 粒，血压控制良好。今测血压 130/90 mmHg。舌质淡，苔薄腻，脉弦。尿常规检查：尿蛋白（++），尿隐血（±），红细胞 2~4/HP，白细胞 0~1/HP。

西医诊断：慢性肾炎、高血压。

中医诊断：腰痛。

证属：肾虚精亏，湿浊内阻。

治拟：补肾益气，清利化瘀。

处方：

| | | | |
|---|---|---|---|
| 黄芪 30 g | 覆盆子 30 g | 金樱子 30 g | 墨旱莲 15 g |
| 菟丝子 15 g | 六月雪 15 g | 鹿衔草 15 g | 玉米须 15 g |
| 蝉蜕 6 g | 连翘 12 g | 蒲公英 30 g | 白茅根 15 g |
| 仙鹤草 15 g | 山茱萸 15 g | 菟丝子 15 g | 土茯苓 15 g |
| 芡实 15 g | 牡蛎 15 g（先煎） | | 薏苡根 30 g |
| 鬼箭羽 15 g | | | |

14 剂。

[**二诊**]　2016 年 1 月 26 日。

症状：患者服用 14 剂方药后，畏寒好转，但仍感腰酸，胃纳可。尿常规检查：尿蛋白（+），尿隐血（+）。舌质红，苔薄微黄，脉弦。继续按原方治疗，以巩固疗效。

随访半年，本案患者单纯应用中药治疗，症情逐渐好转，稳定无反复。

## （二）益气养阴，清凉止血——治疗血尿

### 1. 基本病机

血尿属中医学"尿血""血证""溺血""溲血"等范畴，中医对血尿的论述最早见于《素问·气厥论》："胞移热于膀胱，则癃溺血。"又如《医学衷中参西录·理血论》指出："中气虚弱，不能摄血，又禀命门相火衰弱，乏吸摄之力，以致肾脏不能封固，血随小便而脱出也。"《黄帝内经》中也论述："中气不足，溲便为之变。"故可知，血尿亦可属于中医"腰痛""虚劳"等病症的范畴。

《诸病源候论》列有"虚劳尿血候"专篇，各种正气虚损可致尿血。《金匮要略》曰："热在下焦者，尿血。"《太平圣惠方》所言："夫尿血者，是膀胱有客热，血渗于胞故也，血得热而妄行，故因热流散，渗于胞而尿血也。"《血证论》曰："膀胱与血室并域而居，热入血室则蓄血，热结膀胱则尿血。"均说明尿血与热客于膀胱相关。湿热瘀阻，下注膀胱，络伤血溢；或离经之血未能及时消散，壅阻脉络，络破血溢，则血瘀之为病；抑或是虚实夹杂之象，脾肾虚损，水液运化失常，郁而化热，导致湿热内蕴；继而深入血分，燔气灼血，湿热下注，扰动血络，内侵肾脏，损伤肾络，迫血妄行而溺血。本虚是指肝肾阴虚，阴虚火旺，虚火妄动而出血；或是脾肾气虚，气阴两虚导致气不摄血，肾气不固，血随尿出，标实是指热和血瘀之为病。

### 2. 治疗原则：清热为主，兼顾气血

周锦明认为，治疗血尿应以益气养阴、清热止血为主要治疗原则，即治热、治气、治血。热邪客于膀胱，蕴着于肾脏，即可导致肾性血尿缠绵难愈。因此周锦明认为，清解热邪是控制病情、防止血尿复发的重要环节。脾气虚弱，统摄无权，中气下陷，血不循经，发为血尿。肾虚不足，肾气不固，肾元衰疲，失于封藏，亦可致血随尿出，而见尿血，故治气也相当重要，主要是健脾益气，补肾固摄。唐容川曰："离经之血，虽清血鲜血，亦是瘀血。"病邪侵袭，肾络瘀阻，络破血溢，血不循经，则尿血不止，因此活血化瘀通络也是治疗肾性血尿的一个重要原则。

### 3. 经验方

消血一号方：

[组成]　黄柏、知母、生地黄、牡丹皮、六月雪、白茅根、鹿衔草、仙鹤草、小蓟草、墨旱莲、茜草、藕节炭、侧柏叶、金雀根、荠菜花。

[功效]　滋阴降火，凉血止血。

消血二号方：

[**组成**]　黄芪、太子参、山药、生地黄、熟地黄、山茱萸、女贞子、墨旱莲、大蓟、小蓟、六月雪、鹿衔草、白茅根、仙鹤草、侧柏叶、藕节炭、三七。

[**功效**]　益气养阴，凉血止血。

尿路结石之血尿属湿热内蕴，拟八正散合三金汤加减；肾性血尿日久不愈者，拟无比山药丸加减。

**4. 病案举例**

● **案**　李某，女，48岁。

[**初诊**]　2017年4月5日。

主诉：反复血尿半年。

病史：患者反复血尿半年，曾做静脉肾盂造影、B超、膀胱镜检查，未发现明显异常，经中西药治疗无明显好转而求诊于周锦明。刻下面色如常，腰酸，神疲乏力，纳谷不香，月经量多；舌红边尖有瘀点、苔薄，脉细小数。尿常规检查：尿蛋白（-），红细胞>100/HP，白细胞1~2/HP。

证属：心火移于膀胱，脾肾虚亏不能摄血。

治拟：清热止血，健脾益肾。

处方：生地黄30 g　　川黄柏10 g　　水牛角30 g（先煎）

　　　紫丹参15 g　　太子参15 g　　益母草15 g　　小蓟草15 g

　　　生蒲黄10 g（包煎）　　仙鹤草30 g　　焦白术10 g

　　　山茱萸10 g　　枸杞子10 g

　　　14剂。

[**二诊**]　2017年4月19日。

症状：上方治疗2周后复查尿常规提示，尿蛋白（-），红细胞30~85/HP。前方加用琥珀粉活血散瘀止血。

[**三诊**]　2017年5月10日。

症状：上方加减治疗两个月，诸症悉除，尿检阴性，后多次复查尿常规示红细胞阴性。患者恢复正常工作。

## （三）健脾益气，行气利水——治疗水肿

**1. 基本病机**

水肿的形成与风邪袭表、外感水湿、饮食不节、体虚劳伤有关。风为六淫之首，每挟寒挟热，侵袭肺卫，肺失通调，风水相搏；久居湿地、冒雨涉水，

或衣着冷湿、汗出渍衣，使水湿内侵，脾为湿困，失其健运之职，致水湿停聚不行；嗜食辛辣肥甘，久则湿热中阻，损伤脾胃；或平素饥饱失宜，饮食失于调摄，脾运不健，生化无权，传输失司，水湿壅滞；体虚劳伤、先天禀赋不足，或年老体弱，久病喘、咳、痢，或产后体虚，或劳倦过度、纵欲无节、生育过多等损伤脾肾，水湿输布失常，泛溢肌肤，均可发为水肿。病因多为风邪、水湿、瘀血。病位在肺、脾、肾，肺失通调、脾失传输、肾失开合、水液潴留，泛滥成肿，关键在肾，病性总属本虚标实。

**2. 治疗原则：扶正为主，行气利水**

周锦明认为水肿之病机多与肺、脾、肾三脏功能失调相关，宗开鬼门，洁净腑，去菀陈莝，上下异治为原则，依法治之往往可获良效，但临证审机尤为重要。在治疗上，周锦明通常根据患者的不同临床表现，分急性期和慢性期两个阶段治疗，慢性期又根据脾虚、肾虚、气虚，以及兼证进行辨证论治。

**3. 经验方**

**消肿一号方：**

[组方]　桑白皮、大腹皮、防风、茯苓皮、猪苓、泽兰、泽泻、生姜皮、冬瓜皮、陈葫芦、车前子、怀牛膝、生白术。

[功效]　祛风，利水退肿。

**消肿二号方：**

[组方]　生黄芪、桑枝、桂枝、生白术、紫丹参、生姜皮、茯苓皮、冬瓜皮、陈葫芦、姜半夏、广陈皮、猪苓、泽泻。

[功效]　益气通阳，利水消肿。

**4. 病案举例**

● **案**　张某，女，67 岁。

[初诊]　2016 年 4 月 5 日。

主诉：蛋白尿伴下肢浮肿半年余。

病史：患者于去年 9 月份发现蛋白尿，尿蛋白（+++），诊断为"肾病综合征"。外院予激素治疗已半年，但效果仍不明显，易反复。现尿蛋白（+++），故今前来就诊。现醋酸泼尼松每日 30 mg 口服，满月脸，时有胃部不适，双下肢轻度浮肿。胃纳一般，夜眠可，二便调。患者有高血压病史数年，今测血压 150/98 mmHg，舌红，苔薄黄腻，脉弦。

西医诊断：肾病综合征。

中医诊断：水肿。

证属：肾虚湿热证。

治拟：清热利湿，补肾固摄。

处方：连翘 12 g     蒲公英 30 g     覆盆子 30 g     薏苡根 30 g

      土茯苓 15 g     蝉蜕 6 g     地黄 9 g     鬼箭羽 15 g

      山药 9 g     茯苓 9 g     生白术 9 g     黄芪 30 g

      太子参 9 g     鹿衔草 15 g     玉米须 15 g     六月雪 15 g

      泽兰 9 g     泽泻 9 g

      7 剂。

［二诊］ 2016 年 4 月 12 日。

症状：患者双下肢浮肿较前加重，今复查尿常规：尿蛋白（+++），尿隐血（++）。

处方：原方加冬瓜皮 30 g，葫芦壳 30 g，车前子 15 g，以加强利水消肿之效。

［随访］ 按上述方剂，患者服用 1 月余后，病情基本得到控制，无浮肿，现醋酸泼尼松已减量至每日 17.5 mg。复查尿常规：尿蛋白（+），尿隐血（±）。

## （四）补虚泻实，调气血阴阳——治疗失眠

### 1. 基本病机

失眠是以经常不能获得正常睡眠为特征的一类病证，主要表现为睡眠时间、深度的不足，轻者入睡困难，或寐而不酣，时寐时醒，或醒后不能再寐，重则彻夜不寐。《黄帝内经》称"失眠"为"目不瞑""不得眠""不得卧"。《难经》称"失眠"为"不寐"。历代医家称"失眠"为"不夜瞑""不眠""少睡""少寐"。自明清以来，该病多称为"不寐"。张仲景提出"虚劳虚烦不得眠"的论述。张景岳《景岳全书·不寐》中将失眠分为有邪、无邪两大类，认为"有邪者多实证，无邪者皆虚证"。戴元礼《证治要诀·虚损门》提出"年高人阳衰不寐"之论。《冯氏锦囊·卷十二》曰："壮年人肾阴强盛，则睡沉熟而长，老年人阳气衰弱，则睡轻微易知。"李中梓《医宗必读·不得卧》将不寐原因概括为"一曰气虚，一曰阴虚，一曰痰滞，一曰水停，一曰胃不和"。周锦明认为不寐的基本病机为：主要因情志所伤，或饮食失节，或劳逸失调，而致脏腑功能紊乱，气血失和，阴阳失调，阴虚不能纳阳，或阳虚不得入于阴。病位在心，与肝（胆）、脾（胃）、肾密切相关。心主神明，神安则寐，神不安则不寐；脾胃为后天之本，气血生化之源，脾胃健则水谷之精微充，气血充足，神得所养；脾胃虚弱，运化失职，则气血不足，神失所养，心神不安；暴饮暴食，食积胃脘，胃气不和，也致失眠；肝郁化火，心神被扰；

或心虚胆怯，神魂不安；肾阴亏虚，水火不济，心肾不交，君相火旺，心神不安则不寐。

**2. 治疗原则：衡为首，调气血，注重表里阴阳寒热虚实的平衡**

周锦明认为不寐的治疗应注重辨证，根据其所属证型，给予相应的治疗，以衡法为首，调气血，注重表里、阴阳、寒热、虚实的平衡。

**3. 经验方**

周锦明经过几十年的研究，自制了多个治疗不寐的成方，并在临床上随证加减，运用颇为得心应手，疗效佳。

（1）健脾养血安神方，治疗不寐心脾两虚型。组方为首乌藤、茯苓、酸枣仁、合欢皮、郁金、陈皮、半夏、柏子仁、大枣、淮小麦、炙甘草、百合、五味子、远志、知母。

（2）通络活血益肝补肾汤，治疗不寐肝肾亏虚、瘀血内阻型。组方为独活、熟地黄、制山茱萸、生山药、牡丹皮、赤芍、泽泻、泽兰、葛根、鸡血藤、威灵仙、制黄精、磁石、牛膝、菟丝子、柏子仁、炒酸枣仁、桃仁、红花、黄芪。

（3）对于心脾两虚，湿浊中阻型不寐患者，给予健脾化湿方，组方为黄芪、炙甘草、大枣、知母、炒酸枣仁、合欢皮、陈皮、藿香、制远志、磁石、太子参、淮小麦、百合、柏子仁、朱砂拌白茯苓、制半夏、郁金、干佩兰、土茯苓、柴胡。

**4. 病案举例**

● 案　夏某，女性，74 岁。

［**初诊**］　2017 年 6 月 28 日。

主诉：难以入睡半年。

病史：患者半年前开始出现难以入睡，入睡困难，时有头晕、耳鸣，伴咽干不适，稍有干咳，胃纳可，二便正常，舌质红，苔薄白，脉细。

证属：心肾不交，阴虚火旺。

治拟：滋阴降火，养心安神。

处方：

| 炙甘草 9 g | 淮小麦 30 g | 大枣 9 g | 百合 30 g |
| 远志 9 g | 五味子 9 g | 柏子仁 9 g | 酸枣仁 9 g |
| 朱茯苓 9 g | 首乌藤 30 g | 合欢皮 15 g | 半夏 9 g |
| 陈皮 9 g | 郁金 9 g | 北沙参 15 g | 生白芍 15 g |
| 灯心草 6 g | 龙骨 15 g（先煎） | | 知母 15 g |

14 剂。

［二诊］　　2017年7月11日。

症状：患者夜寐稍有好转，但感咽干明显，大便干燥。舌红，苔少，脉细。

处方：原方去龙骨、远志、柏子仁、酸枣仁，加玄参15g，天花粉9g，鲜石斛10g，服14剂。

［三诊］　　2017年7月25日。

症状：患者夜寐明显好转，干咳口干，舌质红均好转。

## （五）立足于通，调和诸脏——治疗胃炎

### 1. 基本病机

胃炎是现代医学名称，属于内科常见病的一类。中医理论中，这一类疾病被归为"胃痞""胃脘痛""吐酸"的范畴。中医治疗"胃痞"的历史源远流长，《黄帝内经》有"痞""痞塞""痞隔"等的记载。《素问·太阴阳明论》曰："饮食不节，起居不时者，阴受之。阴受之则入五脏，入五脏则满闭塞。"《素问·异法方异论》曰："脏寒生满病。"痞满病名首见于《伤寒论》曰："满而不痛者，此为痞。""若心下满而硬痛者，此为结胸也，大陷胸汤主之。但满而不痛者，此为痞，柴胡不中与也，半夏泻心汤主之。"巢元方《诸病源候论·诸否候》曰："诸否者，营卫不和，阴阳隔绝，脏腑痞塞而不宣，故谓之否。""其病之候，但腹内气结胀满，闭塞不通"。朱震亨《丹溪心法·痞》曰："痞者与否同，不通泰也"。"胀满内胀而外亦有形；痞者内觉痞闷，而外无胀急之形也。"张景岳《景岳全书·痞满》曰："痞者，痞塞不开之谓，盖满则近胀，而痞则不必胀也。"张景岳将痞满分为虚实两端，"凡有邪有滞而胀者，实痞也，无物无滞而痞者，虚痞也。有胀有痛而满者，实满也；无胀无痛而满者，虚满也。实痞实满者，可消可散，虚痞虚满者，非大加温不补不可"。

### 2. 治疗原则：以通为和

《素问·举通痛论》曰："寒气客于肠胃之间，膜原之下，血不能散，小络急引，故痛。"《灵枢·邪气脏腑病形》曰："胃病者，腹真胀，胃脘当心而痛，上支两胁，膈咽不通，饮食不下，取足三里也。"《景岳全书》强调"气滞"这一因素，治疗以"理气为主"。叶天士强调"久痛入络"，治疗胃痛当明其在气在血，而施以理气活血之法。

周锦明立足于"通"，实者泻之，临证施以理气解郁、清热祛湿、消食导滞、除湿化痰；虚者补之，施以健脾益胃、补中益气、养阴益胃；寒者宜散；

热者宜清；气滞者宜疏肝理气；湿滞者宜化湿；血瘀者宜活血化瘀；食积者宜消食导滞；虚实夹杂者则祛邪扶正并举。

**3. 经验方**

周锦明常以香砂六君子汤和二陈汤化裁治之。党参、白术、茯苓、甘草健脾益气，用木香、砂仁之灵动以相助，加二陈汤以和胃，谷芽、麦芽以助消化，使脾健胃开，为进一步调治奠定基础。

**4. 病案举例**

● **案**　顾某，女，82岁。

[**初诊**]　2017年7月4日。

主诉：胃纳欠佳10余日。

病史：患者近10日胃纳欠佳，食之无味，无胃痛，无腹痛腹泻，无恶心呕吐。患者近来夜寐差，大便正常，无明显消瘦。舌质淡红，苔腻，脉濡细。患者有高血压、糖尿病病史数余年，现规律服用药物（具体不详），现血压、血糖控制稳定。

证属：脾胃气虚。

治拟：益气健脾，燥湿化痰。

处方：

| | | | |
|---|---|---|---|
| 黄芪15g | 炙黄芪15g | 党参9g | 炙炒白术9g |
| 生山药9g | 白茯苓15g | 制半夏9g | 陈皮9g |
| 炒鸡内金9g | 稻芽15g | 炒麦芽15g | 炒薏苡仁15g |
| 木香9g | 大枣9g | 炙甘草9g | 预知子15g |
| 干佩兰9g | 炒苍术9g | 泽泻15g | 豆蔻6g（后下） |
| 紫苏梗9g | | | |

14剂。

[**二诊**]　2017年7月25日。

症状：患者感胃纳较前好转，稍腹胀不适，夜寐较前改善。

处方：原方继服14剂以巩固。

## （六）清热利湿，通络止痛——治疗痛风

**1. 基本病机**

中医对于痛风性关节炎早有认识，古人亦称之为"痛风"，历代医家对此病多有所认识和论述，但与西医学中的"痛风"概念不完全相同。痛风在中医临床上属于"痹证""历节风"范畴。中医认为痛风一证多因过食膏粱厚味或动物内脏类高嘌呤食物，使之脾胃功能失调，以至于湿热内生，痰浊凝结于经

络血脉导致气血不通而患痛风病。临床常以趾、指等关节红肿疼痛，或伴发热等为主要临床表现。

张仲景《金匮要略》记载："寸口脉沉而弱，沉即主骨，弱即主筋；沉即为肾，弱即为肝。汗出入水中，如水伤心，历节黄汗出，故名历节。""盛人脉涩小，短气，自汗出，历节痛，不可屈伸，此皆饮酒当风所致。"《金匮要略》首次提出"历节"之名，并指出体胖之"盛人"易患此病。金元时期，朱丹溪著《格致余论》，曾列痛风专篇，并云："痛风者，大率因血受热已自沸腾，其后或涉水，或立湿地……寒凉外搏，热血得寒，汗浊凝滞，所以作痛，夜则痛甚，行于阳也。"《丹溪心法》言："痛风者，四肢百节走痛，他方谓之白虎历节。"张景岳《景岳全书·脚气》中认为，外是阴寒水湿，今湿邪袭人皮肉筋脉；内由平素肥甘过度，湿壅下焦；寒与湿邪相结郁而化热，停留肌肤……病变部位红肿潮热，久则骨蚀。林佩琴《类证治裁》曰："痛风，痛痹之一症也……初因风寒湿郁痹阴分，久则化热致痛，至夜更剧。"

**2. 治疗原则：清热利湿，通络止痛**

周锦明认为痛风多发于中老年人、丰腴之人，其脏器渐衰，若嗜食膏粱厚味，久之损害脏腑功能，尤以损害脾肾清浊代谢功能最为突出。脾失健运，升清降浊无权，肾乏气化，分清泌浊失司，水谷不归正化，浊毒内生，滞留血中，随血行散布，发生一系列病变。临床分为肝肾阴虚、瘀血内结型，脾肾亏虚、水湿不化型，脾气虚弱、湿热内蕴型，以及阴阳两虚型，以湿热内蕴型较为常见，清热利湿，通络止痛，疗效显著。

**3. 经验方**

周锦明自拟痛风方，组方为苍术、黄柏、牛膝、杜仲、川续断、桑寄生、白术、萆薢、土茯苓、威灵仙、制南星、制大黄、忍冬藤。

**4. 病案举例**

● 案　姜某，男，74 岁。

[初诊]　2016 年 8 月 23 日。

主诉：左足背部红肿热痛 3 日。

病史：患者原有痛风病史多年，近来进食羊肉后出现左足背部红肿热痛，触之疼痛，伴有腹泻、腹痛，每日 2~3 次，大便稀薄，不成形，胃纳可，夜寐差，精神佳，大小便正常，舌质红，苔薄黄，脉弦。尿蛋白（++），尿隐血（++），镜检红细胞 2~3/HP，镜检白细胞 1~2/HP。

证属：湿热痹阻。

治法：清热利湿，疏风止痛。

处方：
| | | | |
|---|---|---|---|
| 黄芪 30 g | 地黄 15 g | 六月雪 30 g | 鹿衔草 30 g |
| 茯苓 15 g | 黄柏 9 g | 山茱萸 15 g | 山药 15 g |
| 丹参 30 g | 黄精 9 g | 鬼箭羽 15 g | 玉米须 15 g |
| 土茯苓 30 g | 薏苡仁 30 g | 忍冬藤 30 g | 牛膝 15 g |

7 剂。

［二诊］ 2016 年 8 月 30 日。

症状：患者左足背红肿疼痛已明显好转，无腹痛、腹泻，胃纳可，夜寐安。尿蛋白（-），尿隐血（++），镜检红细胞 0~1/HP，葡萄糖 7.2 mmol/L，尿素氮 5.1 mmol/L，肌酐 130 μmol/L，尿酸 599 μmol/L。

处方：原方继服 7 剂。

［三诊］ 2016 年 9 月 6 日。

症状：患者有腹泻，每日 5~6 次，四肢有麻木感，夜寐欠安，尿蛋白（-），尿隐血（+）。

处方：原方加路路通 15 g，服用 7 剂。

［四诊］ 2016 年 9 月 27 日。

症状：患者诸症消失，无特殊不适。尿蛋白（-），尿隐血（+），葡萄糖 7.0 mmol/L，尿素氮 5.5 mmol/L，肌酐 105 μmol/L，尿酸 328 μmol/L。

处方：继原方巩固 1 个月后停用中草药，改中成药巩固疗效。

## （七）清热利湿，益气通淋——治疗泌尿道感染

### 1. 基本病机

尿路感染属于中医学的"淋证"范畴，淋之名称，始见于《素问·六元正纪大论》。淋证是指小便频数短涩，滴沥刺痛，欲出未尽，小腹拘急，或痛引腰腹的病证，类似于西医学所指的急慢性尿路感染、泌尿道感染、尿道综合征等病。《丹溪心法·淋》认为："淋有五，皆属于热。"隋代巢元方在《诸病源候论·诸淋病候》中对淋证的病机进行了高度概括，指出："诸淋者，由肾虚而膀胱热故也。"唐代孙思邈《千金要方·消渴淋闭方》《外台秘要·五淋方三首》将淋证归纳为石淋、气淋、膏淋、劳淋、热淋五种，宋代严用和《济生方·小便门》又分为气淋、石淋、血淋、膏淋、劳淋五种。由于湿热导致病理变化的不同，以及累及脏腑器官之差异，结合前代各位医家经验，临床上乃有六淋之分，归纳为热淋、气淋、石淋、血淋、膏淋、劳淋六种。

本病病机主要是湿热蕴结下焦，导致膀胱气化不利所致。其病位在膀胱与肾。以肾虚为本，湿热蕴结下焦为标。肾虚气化不及州都，或三焦决渎无权，

通调水道失职则小便淋漓不畅，点滴涩痛；或外感湿邪，郁而化热，湿热之邪循经下注，蕴结于肾，移于膀胱，水与热结，形成湿热内盛，导致膀胱气机不畅，则小便短赤、灼热涩痛。病久则湿热耗伤正气，致脾肾亏虚，形成中气不足，或肾元不固之证。虽有六淋之分，但各种淋证间存在着一定的联系。表现在转归上，首先是虚实之间的转归。而当湿热未尽，正气已伤，处于实证向虚证的移行阶段，则表现为虚实夹杂的证候。其次是某些淋证间的相互转化，或同时并见。周锦明认为，治疗尿路感染时，应当依据上述理论，法遵仲景，结合临床经验，辨证施治。

**2. 治疗原则：清热利湿，益气通淋**

肾虚为本、膀胱湿热为标的淋证病机分析，成为多数医家临床诊治淋证的主要依据。周锦明认为，治疗尿路感染，当紧扣湿热下注，气化不利的基本病机，提出"清热利湿，益气通淋"的治疗原则，遵循"实则清利，虚则补益"的要旨，紧扣明代张景岳在《景岳全书·淋浊》中提出倡导的"凡热者宜清，涩者宜利，下陷者宜升提，虚者宜补，阳气不固者宜温补命门"理论学说。周锦明认为，要从全方面考虑和运用"清利补虚"法，结合具体病因病机采取相应治疗，如血淋治以清利通淋时，应当加以凉血止血；气淋在治疗加以理气疏导；膏淋在治疗加以分清泄浊等，使之抽丝剥茧，切中主要病机，善用清利补虚法，必见奇效。周锦明认为在尿路结石的治疗上，应当从"清热利湿，补肾益气"的基本治则着手，结合具体病因病机采取相应治法，如疏肝、理气、滋阴、清热、利水、通淋、温肾、益气等，切中病机，善用"补虚清热"法，使本病标本兼治，取得最佳疗效。

**3. 经验方**

尿感方乃是周锦明集50多年临床经验总结而来，由《太平惠民和剂局方》卷六八正散化裁而来，组方为车前草、蒲公英、白花蛇舌草、瞿麦、萹蓄、土茯苓、甘草、薏苡根、大黄、黄柏、萆薢、紫花地丁，功效清热泻火，利水通淋。

血淋，可加小蓟、大蓟、白茅根等以凉血止血通淋；石淋，可加金钱草、海金沙、石韦、琥珀、冬葵子等以排石通淋；膏淋，可加萆薢、石菖蒲等以分清化浊；腰痛，可加牛膝补益肝肾，兼通淋；湿热带下，色黄味腥，腰腹胀痛，口苦咽干，可加苍术、白术、黄芩以消除湿热。

尿石方乃是周锦明根据《外台秘要》中的石韦散化裁而来，组方为石韦、金钱草、海金沙、瞿麦、萹蓄、通草、滑石、鸡内金、薏苡根、当归、黄芪、茯苓、杜仲、牛膝、莪术，功效清热利湿，补肾益气。

若腰腹绞痛，加芍药、甘草；若尿中带血，加小蓟、生地黄、藕节；小腹胀痛，加木香、乌药；伴瘀滞、舌质紫者，加桃仁、红花、皂角刺；若石淋日久，症见神疲乏力，少腹坠胀，可用补中益气汤加金钱草、海金沙、冬葵子；若腰膝酸软甚者，加杜仲、续断、补骨脂；肾阳亏虚见形寒肢冷，夜尿清长者，加巴戟天、肉苁蓉、肉桂；肾阴亏耗，见舌红干者，配生地黄、熟地黄、麦冬、鳖甲。

**4. 病案举例**

● **案**　朱某，女，49岁。

[**初诊**]　2017年7月25日。

主诉：反复尿频、尿急3个月。

病史：患者3个月前无明显诱因下出现尿频、尿急伴头部空响，时有腹胀、胸闷，无肉眼血尿、无尿痛，胃纳欠佳，大便尚调，夜寐差。舌质淡红，苔薄黄，脉弦。查尿常规：白细胞175.3/μl，尿蛋白（+），尿隐血（-）。

西医诊断：尿路感染。

中医诊断：淋证。

证属：湿热下注，气机不畅。

治法：清热利湿，益气通淋。

处方：车前草30 g　　蒲公英30 g　　白花蛇舌草30 g　草薢12 g
　　　瞿麦15 g　　　萹蓄15 g　　　土茯苓30 g　　　生甘草9 g
　　　薏苡根30 g　　黄柏9 g　　　　金银花15 g　　　牛膝15 g
　　　蝉蜕6 g　　　　防风3 g　　　　瓜蒌皮15 g　　　薤白15 g
　　　大黄6 g（后下）紫花地丁30 g　半夏9 g

14剂。

[**二诊**]　2017年8月15日。

症状：患者尿频、尿急次数较前减少，胸闷好转，时有胁肋部胀痛，舌质淡红，苔薄黄，脉弦。查尿常规：白细胞172.3/μl，尿蛋白（-），尿隐血（+），红细胞16.6/μl。

处方：前方去防风，改炒防风3 g，加柴胡9 g，乌药9 g，仙鹤草15 g。

[**三诊**]　2017年8月22日。

症状：患者尿频、尿急基本消失，无胸闷，舌质淡红，苔薄白，脉弦。查尿常规：白细胞45.1/μl，尿蛋白（-），尿隐血（±），红细胞16.2/μl。

处方：前方疗效甚佳，服药期间，小便中曾排出芝麻大小结石数枚，故继续维持原方巩固疗效。

# 医 案 选 载

　　在这两年跟师抄方学习中，笔者收获良多。周老师不仅仅在肾病患者的治疗上有丰富的临床经验，还在内科杂病治疗方面造诣非凡。今从周老师肾脏病及内科杂病医案中摘录一二，以飨读者。

## 肾 脏 病 医 案

### （一）水肿

● **案1**　黄某，男，79 岁。

[初诊]　2015 年 3 月 8 日。

主诉：间歇双下肢水肿半年余，伴泡沫尿半月余。

病史：患者诉近半年家务劳累后，自觉间歇性出现双下肢轻度水肿，未予特别重视。半月前，患者感乏力明显，并伴颜面轻度浮肿，尿中泡沫增多，无肉眼血尿，遂赴当地医院就诊，查尿常规：红细胞（++++），尿蛋白（+++），予药物口服（具体不详），因病情未见好转，故来我院肾病科门诊就诊。患者否认发病前特殊用药史、特殊饮食史及感染史等。神倦乏力，纳食尚可，腰膝酸软，二便自调，下肢、颜面轻度浮肿，泡沫尿增多，夜寐欠安。舌质暗淡，苔薄略黄腻，脉细濡。

证属：脾肾两虚，湿热内蕴。

治拟：健脾补肾，益气滋阴，活血泄浊。

处方：

| | | | |
|---|---|---|---|
| 鹿衔草 30 g | 生黄芪 30 g | 生地黄 15 g | 茯苓 15 g |
| 黄柏 9 g | 怀山药 15 g | 山茱萸 15 g | 六月雪 15 g |
| 白茅根 15 g | 土茯苓 30 g | 鬼箭羽 15 g | 薏苡仁 15 g |
| 仙鹤草 15 g | 墨旱莲 15 g | 藿香 15 g | 藕节炭 15 g |
| 杜仲 15 g | 白花蛇舌草 30 g | 蒲公英 30 g | 玉米须 15 g |
| 紫苏梗 15 g | | | |

14 剂。

[二诊]　2015 年 3 月 22 日。

症状：药后患者神倦乏力、腰膝酸软好转，颜面明显浮肿消退，下肢轻度浮肿，泡沫尿减少，夜寐欠安，舌质淡，苔薄黄腻，脉细濡。查尿常规：红细胞（++），尿蛋白（++）。

处方：鹿衔草30 g　　生黄芪30 g　　生地黄15 g　　茯苓15 g
　　　黄柏9 g　　　怀山药15 g　　山茱萸15 g　　六月雪15 g
　　　白茅根15 g　　土茯苓30 g　　鬼箭羽15 g　　薏苡仁15 g
　　　仙鹤草15 g　　墨旱莲15 g　　藿香15 g　　　藕节炭15 g
　　　杜仲15 g　　　白花蛇舌草30 g　玉米须15 g
14剂。

[三诊]　2015年4月7日。

症状：服后患者精神转佳，颜面、下肢浮肿明显消退，夜寐尚安，泡沫尿明显减少，舌质淡，苔薄白，脉细。查尿常规：红细胞5~6/HP，尿蛋白（+）。

处方：鹿衔草30 g　　生黄芪30 g　　生地黄15 g　　茯苓15 g
　　　黄柏9 g　　　怀山药15 g　　山茱萸15 g　　六月雪15 g
　　　白茅根15 g　　土茯苓30 g　　鬼箭羽15 g　　薏苡仁15 g
　　　仙鹤草15 g　　墨旱莲15 g　　藿香15 g　　　藕节炭15 g
　　　杜仲15 g　　　白花蛇舌草30 g　玉米须15 g　　冬瓜皮30 g
14剂。

嘱患者坚持服药，防感冒，畅情志，调饮食，忌海腥。

**按**　水肿指由各种原因引起的人体水液运行障碍，使水湿停留于内，泛溢肌肤，从而引起头面、眼睑、四肢、腰背，甚至全身浮肿为特征的一类病证。古代亦称之为"水肿""水气"等。《黄帝内经》述水肿"其本在肾，其末在肺脾"，诸湿肿满皆属于脾。《诸病源候论·水肿候》认为水肿病位在肺、脾、肾三脏，与营卫失和有关，且离不开外感、饮食、情志、久病劳损等因素。中医无蛋白尿病名，根据慢性肾炎临床表现可将其归属于中医"精微下注、虚劳、水肿"等范畴。周锦明在临床实践中"审因论治，审证求因"，他认为本证病机为本虚标实，脾失健运，肾失封藏，还与湿热、瘀血等相关。周锦明以健脾补肾、益气滋阴、活血化瘀、通腑泄浊、解毒利水为组方原则，方中黄芪、怀山药、茯苓、鹿衔草、杜仲，健脾补肾益气；生地黄、山茱萸滋阴补肾，鬼箭羽、黄柏、土茯苓通腑泄浊；六月雪、蒲公英、白花蛇舌草健脾清热，解毒利湿；仙鹤草、藕节炭、白茅根止血，薏苡仁、玉米须等利水消肿。

● **案2**　钱某，男，61岁。

[**初诊**]　2016年3月29日。

主诉：双下肢浮肿2月余。

病史：患者2个月前出现双下肢浮肿，呈凹陷性，无法站立，颜面部无浮肿，小便量少，纳呆，胸闷，夜眠欠佳，大便正常，曾有过前列腺手术史。血管彩超提示：双下肢动脉硬化，双下肢深静脉未见血栓形成。腹部平片提示：前列腺术后，右侧肾区及小骨盆左侧小片致密影。肝功能正常。肾功能检查：尿素氮4.7 mmol/L，肌酐79 μmol/L，尿酸345 μmol/L。尿常规正常。舌淡，苔薄白，脉濡。

证属：脾虚湿盛。

治拟：健脾化湿，祛风利水退肿。

处方：

| | | | |
|---|---|---|---|
| 陈皮9 g | 猪苓9 g | 葫芦壳30 g | 半夏9 g |
| 牛膝15 g | 车前子15 g（包煎） | | 泽泻9 g |
| 莪术15 g | 桂枝9 g | 生白术15 g | 黄芪15 g |
| 桑枝9 g | 茯苓皮30 g | 冬瓜皮30 g | 丹参15 g |
| 姜皮12 g | | | |

7剂。

[**二诊**]　2016年4月5日。

症状：患者现双下肢浮肿较前好转，但仍不能站立及正常行走。

处方：

| | | | |
|---|---|---|---|
| 陈皮9 g | 猪苓9 g | 葫芦壳30 g | 半夏9 g |
| 牛膝15 g | 车前子15 g（包煎） | | 泽泻9 g |
| 莪术15 g | 桂枝9 g | 生白术15 g | 黄芪15 g |
| 桑枝9 g | 茯苓皮30 g | 冬瓜皮30 g | 丹参15 g |
| 姜皮12 g | 土鳖虫6 g | 地龙6 g | |

7剂。

[**三诊**]　2016年4月12日。

症状：患者现浮肿好转，大便干燥，两日一行。胃纳较前好转，夜眠尚可，小便正常。

处方：按原方案继续治疗。患者坚持服药1个月后，浮肿明显消失，病情稳定，能正常行走。

**按**　水肿在《黄帝内经》中称为"水"，并根据不同症状分为风水、石水、涌水。《灵枢·水胀》曰："水始起也，目窠上微肿，如新卧起之状，其颈脉动，时咳，阴股间寒，足胫肿，腹乃大，其水已成矣。以手按其腹，随手而起，如裹水之状，此其候也。"至其发病原因，《素问·水热穴论》指出："故其本在肾，其末在肺。"《素问·至真要大论》曰："诸湿肿满，皆属于脾。"脾阳不振，健运失司，气不化水，以致下焦水邪泛滥，故腰以下肿，脾虚运化无力，则见纳减，阳不化气，则水湿不行而小便短少，苔薄白、脉濡亦为脾阳虚衰，水湿内聚之证。方中以五皮饮（陈皮、茯苓皮、生姜皮、桑白皮、大腹皮）和胃苓汤（苍术、陈皮、厚朴、甘草、泽泻、猪苓、赤茯苓、白术、肉桂）加减，酌加桂枝以通阳利水，故肿退病安。

● **案3** 陈某，男性，76岁。

[**初诊**] 2015年6月17日。

主诉：水肿3年余，加重1个月。

病史：患者3年前体检时发现双下肢水肿，血肌酐升高（具体数值不详），就诊于当地医院，诊断为慢性肾功能衰竭，西医对症治疗，疗效欠佳。3年内双下肢水肿反复发作，时轻时重，未系统正规治疗。1个月前因劳累后出现双下肢水肿，为求系统治疗而来我科就诊。刻下症见：双下肢水肿，疲乏无力，腰酸背痛，尿量基本正常，大便干，两三日一行，口干，饮食睡眠可，脉弦滑，舌质暗，苔黄厚腻。既往有糖尿病病史4年，高尿酸血症病史5年，高血压、高脂血症病史15年。肾功能检查示：肌酐275 μmol/L，尿素氮6.4 mmol/L。

证属：脾肾亏虚，水湿内停。

治拟：健脾益肾，利水消肿。

处方：
| | | | |
|---|---|---|---|
| 黄芪30 g | 太子参9 g | 六月雪30 g | 鹿衔草15 g |
| 天花粉9 g | 石斛9 g | 菝葜30 g | 葛根15 g |
| 玉米须15 g | 鬼箭羽15 g | 生丹参30 g | 生山药9 g |
| 制山茱萸15 g | 制五味子9 g | 生白术15 | 大腹毛15 g |
| 茯苓皮30 g | 泽兰9 g | 猪苓9 g | 牛膝15 g |
| 葫芦壳30 g | 冬瓜皮30 g | 泽泻9 g | |
| 车前子15 g（包煎） | | 姜皮12 g | |

14剂。

[**二诊**] 2016年7月2日。

症状：复查肌酐241 mol/L，尿素氮6.2 mmol/L。服药后双下肢水肿及乏力减轻，大便可，舌淡暗苔薄白，脉弦滑。上方加减。

处方：
| | | | |
|---|---|---|---|
| 黄芪30 g | 太子参9 g | 六月雪30 g | 鹿衔草15 g |
| 天花粉9 g | 石斛9 g | 菝葜30 g | 玉米须15 g |

| 鬼箭羽 15 g | 生丹参 30 g | 生山药 15 g | 制五味子 9 g |
| 生白术 15 g | 大腹毛 15 g | 茯苓皮 30 g | 泽兰 9 g |
| 猪苓 9 g | 牛膝 15 g | 葫芦壳 30 g | 冬瓜皮 30 g |
| 泽泻 9 g | 车前子 15 g（包煎） | | |

14 剂。

**[三诊]** 2016 年 7 月 20 日。

症状：复查肌酐 203 mol/L，尿素氮 6.4 mmol/L。服药后双下肢水肿及乏力减轻明显，血肌酐下降，大便可，舌质淡暗，苔薄白，脉弦滑。偶有腰酸，服药后血尿酸降至正常，且血肌酐继续下降，后以此方为基础方，随证加减，定期复查，病情平稳。

按　患者为老年男性，年老体弱，肾气本虚。患病多年，久病及肾，导致肾阴阳俱虚。脾肾相互滋生，现肾虚则气化无权，脾虚运化失常，水液代谢输布异常，潴留体内，泛溢于肌肤则出现水肿湿郁化热，津不上承，口干，肠道失润则便秘。脾肾亏虚，清阳不升，则疲乏无力，腰为肾之府，腰府失养则腰酸背痛。《丹溪心法·水肿》中提出，水肿因脾虚不能制水，水渍妄行；《景岳全书》曰："水为至阴，故其本在肾……水为畏土，其治在脾。"故治疗使脾气得实，则自健运，自能升降运动其枢机，则水自行。周锦明以黄芪、太子参、生白术、生山药健脾益气，鹿衔草补肾气，天花粉、石斛、五味子益气养阴，大腹毛、茯苓皮、猪苓、葫芦壳、冬瓜皮、泽泻、车前子利水消肿等。

## （二）蛋白尿

● **案 1**　陆某，女，67 岁。

**[初诊]** 2016 年 3 月 22 日。

主诉：持续蛋白尿半年。

病史：患者有慢性肾炎病史半余年，曾服用过雷公藤片和益肝灵片 2 个月，病情未见明显好转，仍持续尿蛋白（+++），故今建议停药，胃纳一般，夜眠尚可，二便正常，大便一日一次，舌红，苔黄腻，脉弦。

证属：肾阴虚，夹湿热。

治拟：滋阴补肾，清热利湿。

| 处方：白茅根 15 g | 仙鹤草 15 g | 茯苓 15 g | 河白草 15 g |
| 墨旱莲 15 g | 炒白术 15 g | 山药 15 g | 山茱萸 15 g |
| 金樱子 30 g | 佩兰 15 g | 鹿衔草 15 g | 菝葜 30 g |
| 黄芪 30 g | 六月雪 15 g | 炒葛根 15 g | 玉米须 15 g |

藿香 15 g　　　　鬼箭羽 15 g　　　丹参 30 g

14 剂。

百令胶囊每次 4 粒，每日 3 次。保肾康每次 2 粒，每日 3 次。

[二诊]　2016 年 4 月 5 日。

症状：患者服用 14 剂后感胃纳佳，夜眠尚可，二便正常。查尿常规：尿蛋白（+++），尿隐血（+）。慢性肾炎病情较复杂，易反复，故继续原方治疗，加氯沙坦钾片及门冬氨氯地平片，控制血压，继续随访。

处方：白茅根 15 g　　　仙鹤草 15 g　　　茯苓 15 g　　　　河白草 15 g

　　　墨旱莲 15 g　　　炒白术 15 g　　　山药 15 g　　　　山茱萸 15 g

　　　金樱子 30 g　　　佩兰 15 g　　　　鹿衔草 15 g　　　菝葜 30 g

　　　黄芪 30 g　　　　六月雪 15 g　　　炒葛根 15 g　　　玉米须 15 g

　　　藿香 15 g　　　　鬼箭羽 15 g　　　丹参 30 g

7 剂。

[三诊]　2016 年 4 月 12 日。

症状：复查尿常规，尿蛋白（++），尿隐血（+），尿蛋白较前减少，加用阿魏酸哌嗪片，每次 2 粒，每日 3 次。今测血压 140/90 mmHg。中药按原方治疗。

处方：白茅根 15 g　　　仙鹤草 15 g　　　茯苓 15 g　　　　河白草 15 g

　　　墨旱莲 15 g　　　炒白术 15 g　　　山药 15 g　　　　山茱萸 15 g

　　　金樱子 30 g　　　佩兰 15 g　　　　鹿衔草 15 g　　　菝葜 30 g

　　　黄芪 30 g　　　　六月雪 15 g　　　炒葛根 15 g　　　玉米须 15 g

　　　藿香 15 g　　　　鬼箭羽 15 g　　　丹参 30 g

7 剂。

[四诊]　2016 年 5 月 3 日。

症状：患者今复查尿常规，尿蛋白（+），尿隐血（±），近感腰酸，乏力伴倦怠，苔黄腻，脉弦。

处方：白茅根 15 g　　　仙鹤草 15 g　　　茯苓 15 g　　　　河白草 15 g

　　　墨旱莲 15 g　　　炒白术 15 g　　　山药 15 g　　　　山茱萸 15 g

　　　金樱子 30 g　　　佩兰 15 g　　　　鹿衔草 15 g　　　菝葜 30 g

　　　黄芪 30 g　　　　六月雪 15 g　　　炒葛根 15 g　　　玉米须 15 g

　　　藿香 15 g　　　　鬼箭羽 15 g　　　丹参 30 g　　　　杜仲 15 g

　　　土茯苓 30 g

7 剂。

**按**　患者病程已半年余，肾虚日久，腰为肾之府，肾阴虚则腰脊失养，阴虚血热、迫血妄行，故见腰酸、血尿，肾虚失于封藏，精微不固则见蛋白尿；水湿停聚，郁而化热，则见苔黄腻。此属中医"虚劳"范畴，证属肾阴虚兼夹湿热，方中墨旱莲、白茅根、金樱子、仙鹤草、黄芪、杜仲、山药、山茱萸等补肾益气，藿香、佩兰、鬼箭羽、六月雪、鹿衔草等清热化湿、活血化瘀，紧扣病机，故疗效佳。

● **案2**　王某，男，49岁。

[**初诊**]　2017年5月2日。

主诉：体检发现蛋白尿1个月。

病史：患者今年4月初体检发现尿蛋白（+），自觉稍有腰酸，无下肢浮肿，无关节痛，无皮疹，无发热、咳嗽，胃纳可，二便正调，夜寐佳，舌质淡红，苔薄黄，脉濡。今尿常规：尿蛋白（+），尿隐血（+），红细胞14.7/μl。B超提示：双肾、输尿管、膀胱无异常。

证属：肾气亏虚。

治拟：清热化浊，补肾固摄。

处方：

| | | | |
|---|---|---|---|
| 黄芪30 g | 太子参9 g | 生白术9 g | 山药9 g |
| 茯苓9 g | 泽兰9 g | 六月雪15 g | 泽泻9 g |
| 鹿衔草15 g | 玉米须15 g | 薏苡根30 g | 土茯苓15 g |
| 蒲公英30 g | 蝉蜕6 g | 仙鹤草30 g | 藕节炭15 g |
| 白花蛇舌草30 g | 金樱子30 g | 鬼箭羽15 g | 芡实15 g |

28剂。

[**二诊**]　2017年6月6日。

症状：患者略有腰酸，二便正常。今来院复诊，胃纳可，夜寐安，舌质淡红，苔薄黄，脉濡。今尿常规：尿蛋白（+），尿隐血（+），红细胞78.6/μl。

处方：

| | | | |
|---|---|---|---|
| 黄芪30 g | 太子参9 g | 生白术9 g | 山药9 g |
| 茯苓9 g | 泽兰9 g | 六月雪15 g | 泽泻9 g |
| 鹿衔草15 g | 玉米须15 g | 薏苡根30 g | 土茯苓15 g |
| 蒲公英30 g | 蝉蜕6 g | 仙鹤草30 g | 藕节炭15 g |
| 白花蛇舌草30 g | 金樱子30 g | 鬼箭羽15 g | 芡实15 g |
| 河白草15 g | | | |

14剂。

[**三诊**]　2017年8月28日。

症状：患者精神好转，胃纳香，舌质淡红，苔薄白，脉濡。今尿常规：尿蛋白（-），尿隐血（-），红细胞 7.0/μl。

处方：黄芪 30 g　　　太子参 9 g　　　生白术 9 g　　　山药 9 g
　　　六月雪 15 g　　泽泻 9 g　　　　鹿衔草 15 g　　玉米须 15 g
　　　薏苡根 30 g　　土茯苓 15 g　　蒲公英 30 g　　蝉蜕 6 g
　　　仙鹤草 30 g　　藕节炭 15 g　　白花蛇舌草 30 g　金樱子 30 g
　　　鬼箭羽 15 g　　芡实 15 g　　　河白草 15 g

　　　7 剂。

**按**　患者体检发现蛋白尿，伴有腰酸，腰为肾之府，肾虚则腰脊失养，故见腰酸，肾气亏虚，失于封藏固摄，故见精微外泄，而出现蛋白尿。方中黄芪、太子参、生白术、山药、茯苓健脾益气；仙鹤草、金樱子、芡实益精而涩精，故可固摄蛋白；六月雪、鹿衔草、土茯苓、蒲公英、白花蛇舌草、鬼箭羽清热利湿、祛邪火；泽泻沉而降，能入肾，不独利水湿，尤善泻肾中邪火，泽兰行瘀解郁。二诊时舌苔薄黄，故加用河白草以加强清热解毒，利湿消肿之功效。服用 4 个月后，患者尿蛋白转阴，继续随访。

● **案 3**　张某，男，53 岁。

[**初诊**]　2017 年 9 月 25 日。

主诉：发现泡沫尿 3 年。

病史：患者 3 年前开始自觉乏力疲倦，纳呆食少，泡沫尿，未予重视，今日出现尿频、尿急、尿痛。查尿常规：尿隐血（+++），尿蛋白（++），白细胞 38.3/μl，红细胞 28.4/μl。肾功能未见异常。刻下：面色萎黄，腰酸，纳呆食少，周身倦怠，泡沫尿，尿频、尿急、尿痛，大便调，舌苔白，舌暗红，脉沉细。

证属：脾肾不足，湿浊中阻。

治拟：健脾补肾，祛湿化浊。

处方：知母 9 g　　　　车前草 30 g　　蒲公英 30 g　　白花蛇舌草 30 g
　　　瞿麦 15 g　　　萹蓄 15 g　　　土茯苓 30 g　　生甘草 9 g
　　　泽泻 9 g　　　　薏苡根 30 g　　关黄柏 9 g　　　紫花地丁 15 g
　　　六月雪 15 g　　鹿衔草 15 g　　鬼箭羽 15 g　　玉米须 15 g
　　　白茅根 15 g　　仙鹤草 15 g

　　　14 剂。

[**二诊**]　2017 年 10 月 9 日。

症状：患者尿频、尿急、尿痛已除，纳呆食少，周身倦怠药后略减，面色萎黄减轻，仍泡沫尿，舌苔白略腻，舌暗红，脉沉细。查尿常规：尿隐血（++），尿蛋白（++）。

处方：蒲公英30 g　　白花蛇舌草30 g　　萹蓄15 g　　　土茯苓30 g
　　　生甘草9 g　　　泽泻9 g　　　　　薏苡根30 g　　关黄柏9 g
　　　紫花地丁15 g　　六月雪15 g　　　鹿衔草15 g　　鬼箭羽15 g
　　　玉米须15 g　　　白茅根15 g　　　仙鹤草15 g　　黄精15 g
　　　黄芪30 g　　　　怀山药15 g

14剂。

[三诊]　2017年10月23日。

症状：患者药后诸症略减，面色萎黄亦缓，无腰酸，泡沫尿减少，舌苔白略腻，舌暗红，脉沉细。复查尿常规：尿隐血（+），尿蛋白（+）。

处方：黄芪30 g　　　　地黄15 g　　　六月雪30 g　　鹿衔草30 g
　　　茯苓15 g　　　　山茱萸15 g　　　山药15 g　　　黄精15 g
　　　鬼箭羽15 g　　　玉米须15 g　　　土茯苓30 g　　丹参30 g
　　　杜仲15 g　　　　牛膝15 g

14剂。

按　影响慢性肾小球肾炎（简称慢性肾炎）预后的危险因素是蛋白尿，而延缓肾功能恶化的高频疗法之一是减少患者蛋白尿。中医认为慢性肾炎具有较长的病程，且患者通常会采用激素等药物进行治疗，很容易促使其脾肾不足、气阴两虚。各种类型的肾小球疾病均会在不同程度上造成血液流变学改变以及血液循环障碍，通常情况下，患者的血液会处于高凝的状态，高凝的程度与肾小球病变的活动性以及肾小球改变的严重性保持高度一致。与此同时，在慢性肾炎疾病的进展过程中，均可能会因虚而成瘀，瘀血形成之后，又会对气血阴阳等正气的化生产生严重影响，以致患者的病情进一步加重。所以在对慢性肾炎进行治疗时，要严格遵循祛湿化浊、补肾健脾、益气养阴的原则。

● 案4　朱某，女，62岁。

[初诊]　2017年2月8日。

主诉：糖尿病病史多年，发现蛋白尿1月余。

病史：患者有糖尿病病史多年，发现蛋白尿肾功能不全1月余。患者曾于外院就诊，确诊为糖尿病并发肾病。查肾功能提示：尿素氮7.8 mmol/L，肌酐140 μmol/L；尿蛋白（+++），红细胞（+++），白细胞（+）。并予以服药保守治疗，效果一直不理想，双下肢及面部、手部浮肿，感到乏力，白天也觉昏昏欲睡。平时不规则服用二甲双胍等药物，血糖控制不佳。舌淡红，苔薄白，脉细数。

证属：脾肾阴虚。

治拟：健脾滋肾，化湿。

处方：黄芪 30 g　　　六月雪 15 g　　　鹿衔草 15 g　　　菝葜 30 g
　　　玉米须 15 g　　　鬼箭羽 15 g　　　丹参 30 g　　　土茯苓 15 g
　　　怀山药 9 g　　　山萸肉 15 g　　　五味子 15 g　　　泽泻 12 g
　　　泽兰 9 g　　　　葫芦壳 30 g

7 剂。

[二诊]　2017 年 2 月 15 日。

症状：1 周后复诊，双下肢浮肿减退，去泽泻、泽兰、葫芦壳，并建议其予胰岛素控制好血糖，加用太子参、天花粉、石斛、葛根健脾益气养阴。

处方：黄芪 30 g　　　六月雪 15 g　　　鹿衔草 15 g　　　菝葜 30 g
　　　玉米须 15 g　　　鬼箭羽 15 g　　　丹参 30 g　　　土茯苓 15 g
　　　怀山药 9 g　　　山萸肉 15 g　　　五味子 15 g　　　太子参 12 g
　　　天花粉 6 g　　　石斛 9 g　　　　葛根 15 g

7 剂。

[三诊]　2017 年 2 月 22 日。

症状：服用一周，复查血糖 8.0 mmol/L，继续服用前方 2 周。复查肾功能及尿常规提示：尿素氮 7.0 mmol/L，肌酐 110 μmol/L，尿蛋白（+），红细胞（+）。

处方：黄芪 30 g　　　六月雪 15 g　　　鹿衔草 15 g　　　菝葜 30 g
　　　玉米须 15 g　　　鬼箭羽 15 g　　　丹参 30 g　　　土茯苓 15 g
　　　怀山药 9 g　　　山萸肉 15 g　　　五味子 15 g　　　太子参 12 g
　　　天花粉 6 g　　　石斛 9 g　　　　葛根 15 g

7 剂。

[四诊]　2017 年 3 月 8 日。

症状：患者已觉病情明显好转，全身浮肿消退，精神好转，面色较前明显红润。嘱其服用上方一段时间。

按　糖尿病肾病多发生于糖尿病史 10 年以上的患者，糖尿病肾病是糖尿病患者最重要的合并症之一。我国的发病率亦呈上升趋势，目前已成为终末期肾脏病的第二位原因，仅次于各种肾小球肾炎。由于其存在复杂的代谢紊乱情况，一旦发展到终末期肾脏病，往往比其他肾脏疾病的治疗更加棘手，因此及时防治对于延缓糖尿病肾病来说意义重大。

糖尿病多因过食或饥饿失常，食积生痰；抑郁或焦虑，肝气横逆犯脾，水谷精微不能运化，停聚为痰湿，痰湿内蕴，肺卫失于调节，痰湿郁久化热或感受风寒入里化热，痰（湿）热内蕴，耗伤气阴；气虚无力推动血行，阴津受损，血液黏稠，加之痰湿内阻，三者均可致血行不畅，形成瘀血。可见糖尿病患者以痰湿内蕴为本，继发内热、气阴不足、瘀血为标。糖尿病肾病综合征则在前者基础上产生两方面变化，一方面，脾失健运，水湿内停，肾不主水致水湿泛滥；另一方面，脾气下陷，肾虚封藏失职致精微漏出。尿中蛋白是人之精微物质，大量蛋白从尿中排泄，正气日益耗损，脾肾更见虚亏，形成恶性循环。从糖尿病到肾病综合征的过程是气阴不足加重的过程，即由于阴精漏失，阴损及阳，逐渐转为阳虚水停；故阳虚水停是结果，痰（湿）热内蕴，气阴不足致精微漏失是致病之因。

糖尿病肾病应系统治疗，在配合西医降糖等治疗原发病的同时，还应该采取中医辨证论治。中医药治疗糖尿病肾病取得一定进展，在控制好血糖的基础上，辨证使用健脾益肾、祛风除湿、活血化瘀、利水消肿等治法治疗糖尿病肾病患者的主症之余，再随症加减兼顾次症，标本兼顾，疗效独特，中医药在治疗糖尿病肾病方面具有独特优势。

针对糖尿病肾病，周锦明主张用黄芪、太子参、六月雪、鹿衔草、玉米须、鬼箭羽、土茯苓、怀山药、山茱萸健脾益肾；天花粉、石斛、菝葜、葛根、五味子滋阴补肾；泽泻、泽兰、葫芦壳利水渗湿，消除浮肿。

## （三）血尿

● **案 1**　陆某，女，24 岁。

[初诊]　2017 年 8 月 2 日。

主诉：血尿 3 个月。

病史：患者 3 个月前体检时发现血尿，自觉无不适症状。7 月下旬起略感腰酸乏力，7 月 30 日再次查尿常规：白细胞（±），尿隐血（+++），红细胞 588.6/μl，肾、输尿管、膀胱 CT 平扫未见异常。体检：神志清晰，体温正常，心率 85 次/分，律齐，两肺呼吸音清，腹软，无压痛，舌质红，苔薄黄，脉弦细。

证属：阴虚火旺。

治拟：滋阴降火，凉血止血。

处方：知母 9 g　　　　地黄 15 g　　　　牡丹皮 9 g　　　　六月雪 15 g

| 鹿衔草 15 g | 白茅根 15 g | 仙鹤草 15 g | 小蓟 18 g |
| 墨旱莲 9 g | 茜草 15 g | 藕节炭 15 g | 侧柏叶炭 15 g |
| 金雀根 15 g | 荠菜花 15 g | 玉米须 30 g | 金樱子 30 g |

7 剂。

[二诊]　2017 年 8 月 9 日。

症状：服药 1 周后，自觉症状好转，查尿常规：尿隐血（++），红细胞 38/μl。

处方：

| 知母 9 g | 地黄 15 g | 牡丹皮 9 g | 六月雪 15 g |
| 鹿衔草 15 g | 白茅根 15 g | 仙鹤草 15 g | 小蓟 18 g |
| 墨旱莲 9 g | 茜草 15 g | 藕节炭 15 g | 侧柏叶炭 15 g |
| 金雀根 15 g | 荠菜花 15 g | 玉米须 30 g | 金樱子 30 g |
| 马鞭草 15 g | | | |

7 剂。

[三诊]　2017 年 8 月 16 日。

症状：自觉症状明显好转，无腰酸。

处方：上药继服 1 周。

按　对血尿的论述最早见于《黄帝内经》，《素问·气厥论》曰："胞移热于膀胱，则癃溺血。"张仲景《金匮要略·五脏风寒积聚病》曰："热在下焦者，则尿血，亦令淋秘不通。"《太平圣惠方》曰："夫尿血者，是膀胱有客热，血渗于脬故也。血得热而妄行，故因热流散，渗于脬内而尿血也。"血尿是肾系疾病常见临床表现，大多数是由泌尿系统本身疾病所引起的，其中以各类原发性肾小球疾病，继发性肾小球疾病，以及泌尿系统炎症、结石、结核、多囊肾等为多。周锦明认为血尿的病因以热为主，热移下焦，扰动血室，久则脾肾亏虚，气阴受损，虚火内炽，灼伤脉络，而引发血尿。故治宜清热、凉血、止血，兼以益气养阴，方中用知母、黄柏滋阴降火，另加墨旱莲、小蓟、藕节炭、荠菜花等凉血止血。

● 案 2　李某，女，48 岁。

[初诊]　2017 年 4 月 5 日。

主诉：反复血尿已有半年。

病史：患者反复血尿已有半年，曾做静脉肾盂造影、B 超、膀胱镜检查，未发现明显异常，经多种中西药治疗无明显好转。刻下面色如常，腰酸，神疲乏力，纳谷不香，月经量多，舌红边尖有瘀点、苔薄，脉细小数。尿常规检查示：尿蛋白（-），红细胞>100/HP，白细胞1~2/HP。

证属：心火移于膀胱，脾肾虚亏不能摄血。

治拟：清热活血止血，健脾益肾摄血。

处方：生地黄30g　　川黄柏10g　　水牛角30g（先煎）
　　　　紫丹参15g　　太子参15g　　益母草15g　　小蓟草15g
　　　　生蒲黄10g（包煎）　　　　仙鹤草30g　　焦白术10g
　　　　山茱萸10g　　枸杞子10g
　　　　14剂。

[二诊]　2017年4月19日。

症状：上方治疗2周后复查尿常规，尿蛋白（-），红细胞30~85/HP。前方加用琥珀粉，活血散瘀止血。

处方：生地黄30g　　川黄柏10g　　水牛角30g（先煎）
　　　　紫丹参15g　　太子参15g　　益母草15g　　小蓟草15g
　　　　生蒲黄10g（包煎）　　　　仙鹤草30g　　焦白术10g
　　　　山茱萸10g　　枸杞子10g　　琥珀粉3g
　　　　14剂。

[三诊]　2017年5月10日。

症状：上方治疗2个月，诸症悉除，尿常规检查正常。后多次复查尿常规示红细胞阴性，现患者可正常工作。

按　血尿的病因病机为热移下焦、扰动血室，或兼加湿邪、心火等；热盛于肾与膀胱是主要发病机制，久之则脾肾不固，气阴受损。另外，六淫外邪、化热下迫，气阴亏虚、阴虚火旺、肝肾不足、固摄无权，气滞血瘀、络阻血溢亦可引发血尿。《证治汇补·溺血》曰："或肺气有伤，妄行之血随气化而下降胞中；或脾经湿热，内陷之邪，乘所胜而下传水府；或脾伤血枯，或肾虚火动，或思虑劳心，或劳力伤脾，或小肠结热，或心包伏着，但使热乘下焦，血随火溢。"

治疗肾性血尿要辨证和辨病相结合，基本治则可归结为清热止血摄血，即用清血分热邪的药物来达到止血的目的。药如犀角（以水牛角代）、牡丹皮、赤芍药、白茅根、板蓝根、栀子、紫草、侧柏叶、大蓟、小蓟等。

属下焦热盛多见于肾小球肾炎、IgA肾病等。症见：尿急尿频，或尿灼痛，口苦咽干，小便短赤，舌红、苔黄，脉数。治则：清热解毒，凉血止血。方选自拟益肾解毒汤加减（生黄芪、生地黄、生大黄、六月雪、鹿衔草、云茯苓、山茱萸、怀山药、丹参等）。属血热内蕴主要见于紫癜肾血尿。症见：肢体皮肤紫癜、色红，口苦咽干，小便短赤，舌红、苔黄，脉数等。治则：清热凉血止血。方选犀角地黄汤加减。久病血尿多见于肾性血尿日久不愈。症见：面色无华，少气懒言，神疲乏力，腰膝酸软，五心烦热，目眩耳鸣，口干咽燥，舌红、苔少。治则：健脾益肾，固摄止血。方用无比山药丸加减。

患者心火移于膀胱，脾肾虚亏不能摄血，治拟虚实兼顾。药用 2 周后，尿色由红转淡，胃纳增加，尿红细胞 30～85/HP。方中生地黄、山茱萸、枸杞子、川黄柏，益肾滋阴降火；太子参、焦白术，补脾脏；牛角、小蓟草、丹参、益母草、蒲黄、仙鹤草等，清热活血止血，诸药合用，紧扣病机，故取得了很好的疗效。

● **案3** 沈某，男，53 岁。

[**初诊**] 2016 年 8 月 3 日。

主诉：下肢皮肤紫癜，压之不褪色 2 个月。

病史：发现下肢皮肤紫癜，不痛不痒，压之不褪色 2 个月，无腹痛腹泻，无黑便及关节疼痛，小便可，未见大量泡沫，无腰酸腰痛，诊断为过敏性紫癜，服用西替利嗪、黄葵胶囊、醋酸泼尼松等药物治疗后稍有好转，查尿蛋白（+++），尿隐血（++），舌淡，苔薄，脉弦细。

证属：脾肾亏虚，血热内盛。

治拟：益气健脾补肾，凉血消斑。

处方：

| | | | |
|---|---|---|---|
| 黄芪 30 g | 太子参 9 g | 地黄 15 g | 牡丹皮 9 g |
| 水牛角 30 g | 白芍 9 g | 赤芍 9 g | 六月雪 15 g |
| 鹿衔草 15 g | 玉米须 15 g | 鬼箭羽 15 g | 白茅根 15 g |
| 土茯苓 15 g | 仙鹤草 15 g | 侧柏炭 15 g | 茜草 15 g |
| 小蓟 12 g | 金樱子 30 g | | |

7 剂。

[**二诊**] 2016 年 8 月 10 日。

症状：服用 1 周后复诊，病情与前比较相差不大，查尿蛋白（+++），尿隐血（++），前方加河白草清热解毒，利湿消肿，散瘀止血。

处方：

| | | | |
|---|---|---|---|
| 黄芪 30 g | 太子参 9 g | 地黄 15 g | 牡丹皮 9 g |
| 水牛角 30 g（先煎） | | 白芍 9 g | 赤芍 9 g |
| 六月雪 15 g | 鹿衔草 15 g | 玉米须 15 g | 鬼箭羽 15 g |
| 白茅根 15 g | 土茯苓 15 g | 仙鹤草 15 g | 侧柏炭 15 g |
| 茜草 15 g | 小蓟 12 g | 金樱子 30 g | 河白草 15 g |

7剂。

[三诊]　2016年8月17日。

症状：继续服用1周后，皮疹较前减退，前方去鹿衔草、土茯苓、金樱子、侧柏炭、茜草、小蓟，加墨旱莲滋补肾阴。

处方：黄芪30 g　　　太子参9 g　　　地黄15 g　　　牡丹皮9 g

水牛角30 g（先煎）　　　白芍9 g　　　赤芍9 g

六月雪15 g　　　玉米须15 g　　　鬼箭羽15 g　　　白茅根15 g

仙鹤草15 g　　　河白草15 g　　　墨旱莲15 g

7剂。

[四诊]　2016年8月24日。

症状：1周后复查尿蛋白（++），尿隐血（+++），前方加牡丹皮9 g，水牛角30 g，加强凉血止血之力，其后皮疹消退，尿检逐渐转阴。

处方：黄芪30 g　　　太子参9 g　　　地黄15 g　　　牡丹皮9 g

水牛角30 g（先煎）　　　白芍9 g　　　赤芍9 g

六月雪15 g　　　玉米须15 g　　　鬼箭羽15 g　　　白茅根15 g

仙鹤草15 g　　　河白草15 g　　　墨旱莲15 g　　　牡丹皮9 g

7剂。

**按**　紫癜性肾炎，又称过敏性紫癜性肾炎，以坏死性小血管炎为主要病理改变的全身性疾病，可累及全身多器官，出现肾脏损害时的表现。临床表现除有皮肤紫癜、关节肿痛、腹痛、便血外，主要为血尿和蛋白尿，多发生于皮肤紫癜后1个月内，或可以同时并见皮肤紫癜、腹痛，有的仅是无症状性的尿异常。紫癜性肾炎是过敏性紫癜伴发的肾脏损害，是过敏性紫癜最为严重的并发症之一，肾脏损害的发生率一般为20%~60%，也有报道高达90%以上，可表现为镜下血尿或肉眼血尿、蛋白尿、急性肾炎、急性肾功能不全，严重可导致死亡。肾脏受累程度是决定本病远期预后的最主要因素。中医药治疗紫癜性肾炎效果是肯定的，对于轻症及既往无激素用药史患者效果明显，西医治疗尚无特异方法，但对于重症患者单用中药效果不好，如把两者有机结合起来，取长补短，协同提高疗效，是治疗本病的有效手段。

周锦明认为疾病日久，脾气亏虚，久则及肾，脾肾阴亏则生内热，热灼皮肤，损伤血络，则见皮肤紫癜斑疹，压之不褪色。药用黄芪、太子参、六月雪、鹿衔草、玉米须、鬼箭羽、土茯苓、金樱子，健脾益肾；地黄、牡丹皮、水牛角、白芍、赤芍、仙鹤草、侧柏炭、茜草、小蓟，凉血止血消斑。

## （四）虚劳

● **案1**　肖某，女，66 岁。

[初诊]　2017 年 1 月 9 日。

主诉：乏力伴腰酸 1 个月。

病史：患者 1 个月前无明显诱因下出现乏力明显，伴腰酸，劳累后加重，稍有口干咽燥，无尿频、尿急尿痛，无明显四肢浮肿，无发热，无恶心呕吐，胃纳一般，二便正常，夜寐欠佳，舌淡边有齿印，苔白，脉细弱。查尿常规：尿隐血（+），红细胞 21/μl。

证属：肺肾气虚。

治拟：补肺益肾，清热利湿，化瘀固涩。

处方：北沙参 15 g　　炒白术 9 g　　生山药 15 g　　生地黄 15 g
　　　知母 9 g　　　　赤芍 9 g　　　炒白芍 9 g　　　天花粉 9 g
　　　金银花 9 g　　　连翘壳 12 g　　茯苓 9 g　　　薏苡仁 15 g
　　　盐杜仲 15 g　　　牛膝 15 g
　　　7 剂。

[二诊]　2017 年 1 月 16 日。

症状：患者服药后乏力症状明显改善，腰部酸痛稍有减轻，稍有口苦，舌有齿痕，苔薄白，脉细。查尿常规：尿隐血（+），红细胞 18/μl。

处方：北沙参 15 g　　炒白术 9 g　　生山药 15 g　　生地黄 15 g
　　　知母 9 g　　　　赤芍 9 g　　　炒白芍 9 g　　　天花粉 9 g
　　　金银花 9 g　　　连翘壳 12 g　　茯苓 9 g　　　薏苡仁 15 g
　　　盐杜仲 15 g　　　牛膝 15 g
　　　7 剂。

[三诊]　2017 年 1 月 23 日。

症状：患者自述目前服药后乏力症状已明显改善，稍有腰部酸痛，偶有口苦口干，舌有齿痕，苔薄白，脉细。查尿常规：尿隐血（+），红细胞 13/μl。

处方：北沙参 15 g　　炒白术 9 g　　生山药 15 g　　生地黄 15 g
　　　知母 9 g　　　　赤芍 9 g　　　炒白芍 9 g　　　天花粉 9 g
　　　金银花 9 g　　　连翘壳 12 g　　茯苓 9 g　　　薏苡仁 15 g
　　　盐杜仲 15 g　　　牛膝 15 g
　　　7 剂。

**按**　本病患者系老年女性，素体虚弱，肺气不宣，影响通调水道，脾失健运，更不能升清泄浊，而致肾虚水湿泛滥，又加重肺肾虚，故发为本病，结合患者症状，故辨证为肺肾气虚。慢性肾炎属中医"水肿""虚劳""血尿"等疾病范畴，中医认为，肾炎的发病多因外感风邪、肺气不宣、通调水道功能失调而影响肾，或因疮毒感染、湿热内蕴，或因涉水雨淋、水湿浸渍，或劳倦过度、肾气受损而致发病。《景岳全书》则明确提出水肿与肺、脾、肾三脏的关系，认为慢性肾炎的发病与肺、脾、肾三脏功能失调相关，"其本在肾""其制在脾""其标在肺"。肺气不宣，影响通调水道，脾失健运，更不能升清泄浊，而致肾虚水湿泛滥，又加重肺、脾、肾三脏亏虚。故治疗当以补虚为主，辅以清利湿热，化瘀固涩，平补为宜，切忌温热滋腻峻补。本案患者，一直单纯应用中药治疗，症情逐渐好转，稳定无反复，而获痊愈。

● **案2**　沈某，男，38岁。

[初诊]　2017年9月13日。

主诉：乏力、腰酸伴双下肢浮肿3月余。

病史：患者近3个月出现乏力、腰酸、纳呆、夜寐欠佳、双下肢浮肿、小便量可、有泡沫，大便日解一次，无恶心、呕吐。查尿常规：尿蛋白（+++），糖（+），肌酐374 μmol/L。有慢性肾病史多年，无药物过敏史及手术史，家族内无传染病史。检：神志清晰，体温正常，心率78次/分，律齐，两肺呼吸音清，腹软，无压痛。舌质淡，苔薄白，脉弦细。

证属：脾肾两虚。

治拟：健脾补肾。

处方：
| 黄芪30 g | 制大黄15 g | 六月雪30 g | 黄柏9 g |
|---|---|---|---|
| 苍术9 g | 鹿衔草30 | 茯苓15 g | 丹参30 g |
| 鬼箭羽15 g | 玉米须15 g | 河白草15 g | 山药15 g |
| 土茯苓30 g | 藿香15 g | | |

14剂。

[二诊]　2017年9月20日。

症状：服药1周后，腰酸乏力仍有，纳可，双下肢浮肿，查尿常规：尿蛋白（+++）。原方加冬瓜皮30 g，葫芦壳30 g，以利尿消肿。

处方：
| 黄芪30 g | 制大黄15 g | 六月雪30 g | 黄柏9 g |
|---|---|---|---|
| 苍术9 g | 鹿衔草30 | 茯苓15 g | 丹参30 g |
| 鬼箭羽15 g | 玉米须15 g | 河白草15 g | 山药15 g |
| 土茯苓30 g | 藿香15 g | 冬瓜皮30 g | 葫芦壳30 g |

14 剂。

[三诊]　2017 年 9 月 27 日。

症状：腰酸乏力仍有。

处方：黄芪 30 g　　　制大黄 15 g　　　六月雪 30 g　　　黄柏 9 g

　　　苍术 9 g　　　　鹿衔草 30　　　　茯苓 15 g　　　　丹参 30 g

　　　鬼箭羽 15 g　　　玉米须 15 g　　　河白草 15 g　　　山药 15 g

　　　土茯苓 30 g　　　藿香 15 g　　　　冬瓜皮 30 g　　　葫芦壳 30 g

　　　川牛膝 15 g

14 剂。

**按**　《素问·上古天真论》中说道："肾者主水，受五脏六腑之精而藏之，故五脏盛乃能泻。"《景岳全书·肿胀》篇指出："凡水肿等证，乃肺脾肾三脏相干之病，盖水为至阴，故其本在肾；水化于气，故其标在肺；水惟畏土，故其制在脾。今肺虚则气不化精而化水，脾虚则土不制水而反克，肾虚则水无所主而妄行。"水肿是肝、脾、肾三脏相干之病，三脏相互联系、相互影响。水病者，由肾脾俱虚故也。肾虚不能宣通水气，脾虚又不能制水，故水气盈溢，渗液皮肤，流遍四肢，所以通身肿也。腰为肾之府，是肾之精气所凝之域。脾主运化，肾主开阖，《素问·至真要大论》指出："诸湿肿满，皆属于脾。"患者脾肾两虚，故腰酸、乏力、纳呆。本方用黄芪、茯苓、山药，健脾补肾；苍术、六月雪、玉米须、藿香等，健脾化湿；制大黄、黄柏，清热祛邪；辅以丹参活血化瘀，达到标本同治、相得益彰的功效。

● **案 3**　乔某，女，60 岁。

[初诊]　2016 年 2 月 24 日。

主诉：乏力伴腰酸 1 个月。

病史：患者 1 个月前无明显诱因下出现乏力明显，伴腰酸，劳累后加重，稍有口干咽燥，无尿频、尿急尿痛，双下肢稍有浮肿。查尿常规：尿蛋白（++）。舌淡，苔薄白，脉细。

证属：脾肾亏虚。

治拟：健脾益肾。

处方：黄芪 30 g　　　太子参 9 g　　　白术 9 g　　　　山药 9 g

　　　茯苓 9 g　　　　泽兰 9 g　　　　六月雪 15 g　　　鹿衔草 15 g

　　　玉米须 15 g　　　鬼箭羽 15 g　　　薏苡根 30 g　　　土茯苓 15 g

　　　覆盆子 15 g　　　泽泻 12 g

7剂。

[二诊]　2017年3月2日。

病史：1周后，患者腰酸改善，但小便频数，日行十余次，查尿常规：白细胞（+++）。中医辨证有湿热内蕴，故在原方基础上加用蒲公英、蝉蜕、白茅根清热利湿。

处方：黄芪30 g　　太子参9 g　　白术9 g　　山药9 g

茯苓9 g　　泽兰9 g　　六月雪15 g　　鹿衔草15 g

玉米须15 g　　鬼箭羽15 g　　薏苡根30 g　　土茯苓15 g

覆盆子15 g　　蒲公英30 g　　蝉蜕6 g　　白茅根15 g

泽泻12 g

7剂。

[三诊]　2017年3月9日。

症状：1周后小便频数好转。查尿常规提示尿白细胞转阴，尿隐血（++）。原方加用仙鹤草、藕节炭凉血止血。

处方：黄芪30 g　　太子参9 g　　白术9 g　　山药9 g

茯苓9 g　　泽兰9 g　　六月雪15 g　　鹿衔草15 g

玉米须15 g　　鬼箭羽15 g　　薏苡根30 g　　土茯苓15 g

覆盆子15 g　　蒲公英30 g　　蝉蜕6 g　　白茅根15 g

泽泻12 g　　仙鹤草15 g　　藕节炭15 g

7剂。

**按**　乏力、腰痛等症状，并有尿蛋白，根据慢性肾炎的临床表现及病理机制，当属中医的"虚劳""水肿""腰痛"等病症范畴，亦可见于"尿血"等病症。根据蛋白尿的病因不同可分为：水湿浸渍型、肺肾气虚型、脾肾亏虚型等类型。周锦明认为脾肾不足是产生慢性肾炎蛋白尿的关键。因脾气散精，灌注一身，脾虚则不能运化水谷精微，上输于肺而布运全身，水谷精微便与湿浊混杂，从小便而泄；肾主藏精，肾气不固，气化蒸腾作用因而减弱，致精气下泄，出于小便而为蛋白尿。治拟健脾益肾，自拟方药如上。

患者疾病日久，脾肾亏虚，故出现乏力、腰酸，劳累后加重。黄芪、太子参、白术、山药、茯苓，健脾益气；六月雪、鹿衔草、玉米须、鬼箭羽、薏苡根、土茯苓、覆盆子，补益肾气；泽泻、泽兰，利湿消肿。如在此基础上出现急性尿路感染等情况，则有尿频、尿急、尿痛等症状，给予蒲公英、蝉蜕、白茅根，清热利湿；如并发有尿血等出血情况，则可予仙鹤草、藕节炭，凉血止血。

● **案4**　王某，女，62 岁。

[**初诊**]　2017 年 2 月 24 日。

主诉：乏力纳差 3 个月。

病史：患者自觉乏力纳差 3 个月，伴有头晕、恶心呕吐，皮肤瘙痒、腰酸，双下肢浮肿，检查肾功能：肌酐 278 μmol/L，尿素氮 14.6 mmol/L。舌淡，苔薄白，脉细滑。

证属：脾肾亏虚，水毒停滞。

治拟：益肾解毒。

处方：生黄芪 30 g　　生地黄 10 g　　生大黄 10 g　　六月雪 30 g
　　　茯苓 15 g　　　黄柏 10 g　　　山茱萸 10 g　　丹参 30 g
　　　鹿衔草 30 g　　怀山药 15 g
　　　14 剂。

[**二诊**]　2017 年 3 月 22 日。

症状：1 个月后觉胃纳乏力、恶心呕吐较前已有明显好转，但浮肿消退不甚明显，上方加用冬瓜皮、葫芦壳、茯苓皮，健脾利水消肿。

处方：生黄芪 30 g　　生地黄 10 g　　生大黄 10 g　　六月雪 30 g
　　　茯苓 15 g　　　黄柏 10 g　　　山茱萸 10 g　　丹参 30 g
　　　鹿衔草 30 g　　怀山药 15 g　　冬瓜皮 30 g　　葫芦壳 30 g
　　　茯苓皮 15 g
　　　14 剂。

[**三诊**]　2017 年 4 月 25 日。

症状：患者病情已经明显好转，面色好转，浮肿已经消退，大便次数偏多。检查肾功能：肌酐 148 μmol/L，尿素氮 7.6 mmol/L。原方去冬瓜皮、葫芦壳、茯苓皮，继续服用 2 个月，病情缓解。

**按**　慢性肾功能衰竭病程长，临床表现复杂，根据病因证候的特点，可归于中医的"关格""虚劳""水肿"等病证范围。《证治汇补》中指出："关格者……既关且格，必小便不通，旦夕之间，徒增呕恶，此因浊邪壅塞三焦，正气不得升降，所以关于下而小便闭，格于上而生吐呕，阴阳闭绝，一日即死，最为危候。"

西医学认为本病是由于各种慢性肾脏疾病晚期导致肾功能毁损的综合征。临床表现为水、电解质、酸碱平衡等方面的失调，以及由于毒素滞留而引起的一系列全身中毒症状。根据肾功能减退的程度，可分为肾功能不全代偿期、氮质血症期和尿毒症期。所谓尿毒症期是指肾小球滤过率降至 10 ml/min 以下，有明显的血尿素水平升高，并出现严重的中毒症状。尿毒症不单是尿素在体内的蓄积，而是由尿素、肌酐、胍类、尿酸、中分子物质等积聚所引起，这组物质统称为尿毒症毒素。慢性肾功能衰竭是由肾脏多年病变逐步发展的，故多为不可逆，预后差，严重威胁患者生命的一种病变。目前虽有肾移植及各种透析疗法，但受条件限制不能普遍应用。运用中西医结合的方法，可以使该病病情稳定或缓解，延长患者生命。

目前，大多数学者认为本病属本虚标实。正虚包括气、血、阴、阳的虚证，邪实包括有湿浊、水气、瘀血，时兼挟外邪。其演变过程往往因实致虚，继而在虚的基础上又产生实邪，可涉及五脏和胃、肠、膀胱多个脏腑，其中脾肾衰败，湿毒潴留是病机的关键。由于脾肾衰败，二便失司，尿素氮、肌酐等代谢产物潴留体内，浊阴不泄，或上犯脾胃，或蒙蔽清窍，或水气凌心犯肺，从而临床表现出种种危急病象。从发病的过程及肾功能损害程度，慢性肾功能衰竭一般可分为2个阶段：早期（氮质血症期），患者脾肾阳虚，水毒潴留，津液代谢失常，开阖失司，水湿内停，以致浊邪壅塞三焦，三焦气化失常，而致清浊相干，气血瘀滞。晚期（尿毒症期），患者多为脾损伤肾，肾阳衰微，阳损及阴，阴阳俱虚，以致脾肾衰败，肾元衰竭，而浊邪水毒，瘀阻日渐俱增，壅滞体内，正虚日显，邪实日盛，病情日趋恶化。由此可见，病机是正虚为本，邪实为标。本虚者以脾肾亏虚为主，标实者以水毒潴留为甚。

患者疾病日久，脾肾亏虚，故出现乏力、腰酸，劳累后加重。黄芪、生地黄、山药、茯苓健脾益气；六月雪、鹿衔草、山茱萸补益肾气；生大黄利湿解毒，清利湿热；丹参化瘀通络。

- **案5**　蒋某，男，25岁。

[初诊]　2016年10月14日。

主诉：乏力伴泡沫尿半年余。

病史：患者诉平日经常感冒，乏力，房事后腰酸乏力明显，面色㿠白。近日诸症加重，曾就诊上海某医院，查尿常规：尿蛋白（++），尿隐血（+），在上海某医院做肾穿刺示提示局灶和节段性肾小球损害，曾口服西药（具体不详），今就诊于我科。刻下：乏力，腰膝酸软，纳少，寐欠安，大便调，尿量正常，多泡沫，舌淡苔白腻，有齿痕，脉弱。

证属：肾精亏耗，脾虚不固。

治拟：益气扶正，健脾化湿，温肾助阳。

处方：黄芪 30 g　　生白术 9 g　　生山药 9 g　　白茯苓 9 g
　　　六月雪 15 g　　鹿衔草 15 g　　玉米须 15 g　　薏苡根 30 g
　　　土茯苓 15 g　　蝉蜕 3 g　　　制山茱萸 15 g　生丹参 30 g
　　　河白草 15 g　　芡实 15 g　　　金雀根 15 g　　金樱子 30 g
　　　盐杜仲 15 g　　蒲公英 30 g　　紫花地丁 30 g　夏枯草 15 g
　　　浮小麦 30 g
　　　14 剂。

［二诊］　2016 年 10 月 30 日。

症状：腰酸乏力明显缓解，仍劳作后疲劳感较强，面色较前好转，今日吹空调后感冒，咽痛。舌红，苔白，脉浮。查尿常规：尿蛋白（＋＋），尿隐血（＋）。前方去夏枯草、蒲公英，加金荞麦 30 g，覆盆子 9 g，黄荆子 30 g。

处方：黄芪 30 g　　生白术 9 g　　生山药 9 g　　白茯苓 9 g
　　　六月雪 15 g　　鹿衔草 15 g　　玉米须 15 g　　薏苡根 30 g
　　　土茯苓 15 g　　蝉蜕 3 g　　　山茱萸 15 g　　生丹参 30 g
　　　河白草 15 g　　芡实 15 g　　　金雀根 15 g　　金樱子 30 g
　　　盐杜仲 15 g　　紫花地丁 30 g　金荞麦 30 g　　覆盆子 9 g
　　　浮小麦 30 g　　黄荆子 30 g
　　　14 剂。

［三诊］　2016 年 11 月 15 日。

症状：患者自诉无明显乏力，房事、劳作后疲劳感不明显。舌红苔白，舌根稍腻，脉细。查尿常规：尿蛋白（＋），尿隐血（＋）。

患者病情稳定，继续予前方治疗。

按　患者青年男性，反复外感病史，伤及正气，营卫俱损，加之房事不节，肾阳亏耗，肾水上泛困脾，精微外泄。治疗当顾及根本，健脾利湿，温肾助阳的同时，祛风除邪。周锦明以黄芪、白术、山药、茯苓健脾益气，鹿衔草、山茱萸、杜仲补肾强筋骨，芡实、金樱子固涩精气，薏苡根、玉米须利水渗湿，蝉蜕解表利咽等。

● 案 6　徐某，女，69 岁。

［初诊］　2017 年 2 月 20 日。

主诉：周身倦怠 1 年。

病史：患者 1 年前开始自觉乏力疲倦，纳呆食少，未予重视，1 周前在当地医院体检发现：尿常规示，尿隐血（＋＋），尿蛋白（＋）；肾功能检查示，肌酐 187 μmol/L，尿素氮 8.3 mmol/L；遂前来我院就诊。刻下：面色萎黄，纳呆食少，周身倦怠，大便干结，舌苔白厚，舌暗红有瘀点，脉沉细弦滑。

证属：元气不足，湿浊中阻。

治拟：益气升清，祛湿化浊。

处方：
| | | | |
|---|---|---|---|
| 黄芪 30 g | 六月雪 15 g | 天花粉 9 g | 菝葜 30 g |
| 玉米须 15 g | 生丹参 30 g | 山茱萸 15 g | 冬瓜皮 30 g |
| 河白草 15 g | 预知子 15 g | 太子参 9 g | 鹿衔草 15 g |
| 石斛 9 g | 葛根 15 g | 鬼箭羽 15 g | 生山药 9 g |
| 五味子 9 g | 葫芦壳 30 g | 金樱子 30 g | 覆盆子 30 g |

7 剂。

[二诊]　2017 年 2 月 27 日。

症状：患者药后诸症略减，面色萎黄亦缓，舌苔白略腻，舌暗红，脉沉细弦滑。复查尿常规：尿隐血（＋），尿蛋白（＋）；肾功能肌酐 173 μmol/L，尿素氮 8.5 mmol/L。患者症状及实验室指标均较前缓解，浊气渐消，当下应重在补益脾气，故原方去河白草、鬼箭羽。

处方：
| | | | |
|---|---|---|---|
| 黄芪 30 g | 六月雪 15 g | 天花粉 9 g | 菝葜 30 g |
| 玉米须 15 g | 生丹参 30 g | 山茱萸 15 g | 冬瓜皮 30 g |
| 预知子 15 g | 太子参 9 g | 鹿衔草 15 g | 石斛 9 g |
| 葛根 15 g | 生山药 9 g | 五味子 9 g | 葫芦壳 30 g |
| 金樱子 30 g | 覆盆子 30 g | | |

7 剂。

[三诊]　2017 年 3 月 6 日。

症状：患者无明显不适，面色萎黄较前缓解，舌苔薄白，舌淡红，有齿痕，有瘀点，脉沉细弦。肌酐已降至 140 μmol/L，尿素氮 6.7 mmol/L，尿隐血（＋），尿蛋白（±）。患者服药 3 周，虽显效，然嫌迟，故去葛根、预知子，增加杜仲、牛膝、淫羊藿补肾，强筋骨。

处方：
| | | | |
|---|---|---|---|
| 黄芪 30 g | 六月雪 15 g | 天花粉 9 g | 菝葜 30 g |
| 玉米须 15 g | 生丹参 30 g | 山茱萸 15 g | 冬瓜皮 30 g |
| 太子参 9 g | 鹿衔草 15 g | 石斛 9 g | 淫羊藿 15 g |
| 生山药 9 g | 五味子 9 g | 葫芦壳 30 g | 牛膝 10 g |
| 金樱子 30 g | 覆盆子 30 g | 杜仲 10 g | |

7 剂。

患者每服药 1 周来复诊，效不更方，每月复查尿常规、肾功能 1 次。

**按**　周锦明不拘泥于单纯健脾益肾、益气养血，泄浊排毒、活血化瘀等治疗方法，而采用攻补兼施，升清降浊之法，方中重用生黄芪（最大至 50 g）补脾肺之气，加强升提之力，金樱子、覆盆子固涩精气，此谓去菀陈莝之后，方予重补。此病例从头至尾守一方，即谨守基本病机。面色萎黄、舌有齿痕、脉沉等说明患者以元气不足为本，舌有瘀点为体内有瘀血，为久病入络之象；脉弦滑为体内有痰湿郁阻之征。而患者就诊以来，症状及实验室检查虽有好转，但舌脉均无明显变化，故周锦明舍其枝末，谨守其本，充分体现了治病求本的中医治疗原则。

## （五）腰痛

● **案1**　朱某，女，56 岁。

[**初诊**]　2016 年 1 月 12 日。

主诉：腰痛伴畏寒 2 月余。

病史：患者有慢性肾炎病史数年，平素病情控制稳定。近 2 个月又出现尿蛋白（++），有时感腰痛、畏寒，双下肢无浮肿，纳食尚可，二便正常。患者有高血压病史数年，平时规律服用厄贝沙坦氢氯噻嗪片，每日 1 粒，血压控制良好。今测血压 130/90 mmHg。舌质淡，苔薄腻，脉弦。查尿常规：尿蛋白（++），尿隐血（±），红细胞 2~4/HP，白细胞 0~1/HP。

证属：肾虚精亏，湿浊内阻。

治拟：补肾清利，益气化瘀。

处方：河白草 15 g　　金樱子 30 g　　墨旱莲 15 g　　白茅根 15 g

仙鹤草 15 g　　山茱萸 15 g　　菟丝子 15 g　　淫羊藿 30 g

芡实 15 g　　牡蛎 15 g（先煎）　　薏苡根 30 g

土茯苓 15 g　　鬼箭羽 15 g　　六月雪 15 g　　鹿衔草 15 g

黄芪 30 g　　玉米须 15 g　　蝉蜕 6 g　　连翘 12 g

蒲公英 30 g

14 剂。

[**二诊**]　2016 年 1 月 26 日。

症状：患者服药 14 剂后尿蛋白（+），畏寒好转，但仍感腰酸，胃纳可。查尿常规：尿蛋白（+），尿隐血（-）。舌质红，苔薄微黄，脉弦。按原方治疗。

处方：河白草 15 g　　金樱子 30 g　　墨旱莲 15 g　　白茅根 15 g

仙鹤草 15 g　　山茱萸 15 g　　菟丝子 15 g　　淫羊藿 30 g

芡实 15 g　　牡蛎 15 g（先煎）　　薏苡根 30 g

土茯苓 15 g　　　鬼箭羽 15 g　　　六月雪 15 g　　　鹿衔草 15 g

黄芪 30 g　　　　玉米须 15 g　　　蝉蜕 6 g　　　　连翘 12 g

蒲公英 30 g

14 剂。

[随访]　本案患者一直单纯服用中药治疗，症情逐渐好转，稳定无反复。

按　腰痛一证，早在《黄帝内经》就有论述，如《素问·脉要精微论》曰："腰者，肾之府，转摇不能，肾将惫矣。"《景岳全书·腰痛》曰："腰痛证凡悠悠戚戚，屡发不已者，肾之虚也；遇诸寒而痛，或喜暖而恶寒者寒也。"均说明了肾虚腰痛的特点。腰为肾府，肾主骨髓，肾精亏虚，骨髓不充，故腰酸软而腿膝无力；肾虚不固则水谷精微流失；肾阳虚则不能温煦全身，故见畏寒。腰痛一证，其病理变化常表现出肾虚为本的特点，故在治疗时除需化瘀清利外，多配补肾强腰的药物，以达到扶正祛邪的目的。方中用黄芪、仙鹤草、山茱萸、菟丝子、芡实等补肾；用墨旱莲、白茅根、玉米须、蒲公英、连翘、鬼箭羽、六月雪等化瘀清利。

● **案 2**　孙某，女，58 岁。

[初诊]　2016 年 3 月 22 日。

主诉：腰痛数年伴泡沫尿。

病史：患者数年前出现腰痛，不能干重体力劳动，易乏力，倦怠，双下肢无浮肿。近年来夜眠欠佳，小便时有泡沫尿，大便正常，胃纳可，舌质淡胖，苔薄腻，脉弦。检查：B 超提示左肾实质性占位（小结石可能），右侧肾脏、双侧输尿管、膀胱未见占位。查尿常规：尿蛋白（++），尿隐血（++），红细胞 1～3/HP。

证属：肾虚精亏，湿浊内阻。

治拟：补肾清利，益气化瘀。

处方：覆盆子 30 g　　　连翘 12 g　　　　土茯苓 15 g　　　鬼箭羽 15 g

薏苡根 30 g　　　仙鹤草 15 g　　　连钱草 30 g　　　白茅根 15 g

蒲公英 30 g　　　蝉蜕 15 g　　　　山药 9 g　　　　茯苓 9 g

生白术 9 g　　　　黄芪 30 g　　　　太子参 9 g　　　鹿衔草 15 g

玉米须 15 g　　　六月雪 15 g　　　泽兰 9 g　　　　泽泻 9 g

7 剂。

黄葵胶囊，每次 4 粒，每日 3 次。

[二诊]　2016 年 3 月 29 日。

症状：患者现劳累后仍感腰酸，但较前好转，伴头晕，夜眠欠佳，小便时泡沫尿消失，尿色清，大便正常，胃纳可。现尿蛋白（+），较前明显改善。感头晕，故加天麻；夜眠欠佳，故加远志助睡眠。

处方：覆盆子 30 g　　连翘 12 g　　　土茯苓 15 g　　鬼箭羽 15 g
　　　薏苡根 30 g　　仙鹤草 15 g　　连钱草 30 g　　白茅根 15 g
　　　蒲公英 30 g　　蝉蜕 15 g　　　山药 9 g　　　茯苓 9 g
　　　生白术 9 g　　　黄芪 30 g　　　太子参 9 g　　鹿衔草 15 g
　　　玉米须 15 g　　六月雪 15 g　　泽兰 9 g　　　泽泻 9 g
　　　天麻 9 g　　　　远志 9 g
　　　14 剂。

［三诊］　2016 年 4 月 12 日。

症状：患者现蛋白尿消失，夜眠尚佳，头晕症状改善，二便调。按原方治疗。

按　患者腰酸、腰痛数年，病程已久，故可知肾虚日久。腰为肾之府，肾虚则腰脊失养，故见腰酸、腰痛，肾虚失于封藏，精微不固则见蛋白尿；脾肾虚衰，水湿停聚，故见苔腻。本案虽以肾虚表现为主，但周锦明在治疗中除补肾益气外，不忘兼顾利湿化瘀。方中覆盆子、仙鹤草、山药、茯苓、生白术、黄芪、太子参益气健脾补肾，连翘、土茯苓、鬼箭羽、薏苡根、蒲公英、蝉蜕、鹿衔草、玉米须、六月雪、泽兰、泽泻清利湿热，活血化瘀。诸药合用，紧扣病机，故取得了很好的疗效。

● 案3　沈某，男，67 岁。

［初诊］　2016 年 11 月 7 日。

主诉：糖尿病肾病 10 余年，伴进行性腰痛加剧。

病史：患者有糖尿病性肾病病史 10 余年，平素口干咽燥，腰部酸痛，多次测血糖明显偏高（数值不详），其间于外院行西医治疗，症状有好转，但血糖仍有偏高。无善食易饥，无视物模糊，无四肢破溃等。查尿常规：尿蛋白（+），葡萄糖（+++），红细胞 6~9/HP。发病以来，神志清，胃纳可，二便正常，夜寐一般。舌红少苔，脉弦细。

证属：肝肾阴虚，痰血瘀阻。

治拟：滋养肝肾，化痰活血。

处方：芡实 15 g　　　河白草 15 g　　车前子 15 g（包煎）
　　　六月雪 15 g　　鹿衔草 15 g　　天花粉 9 g　　菝葜 30 g

鬼箭羽 15 g　　　　生丹参 30 g　　　　玉米须 15 g　　　　山茱萸 15 g

土茯苓 15 g　　　　黄芪 15 g　　　　　金樱子 15 g　　　　冬瓜皮 30 g

葫芦壳 30 g　　　　牛膝 15 g

14 剂。

黄葵胶囊，每次 4 粒，每日 3 次。

[二诊]　2016 年 11 月 21 日。

症状：患者自诉服药后，口苦咽燥，腰部酸痛症状稍有好转，胃纳可，二便如常，夜寐可，舌红少苔，脉细。复查尿常规：尿蛋白（＋），葡萄糖（±），尿隐血（＋），红细胞 21.4/μl。查体：血压 120/70 mmHg，神志清，心率 70 次/分，律齐，两肺呼吸音清，肾区叩痛（－）。

处方：芡实 15 g　　　　河白草 15 g　　　　车前子 15 g（包煎）

六月雪 15 g　　　　鹿衔草 15 g　　　　天花粉 9 g　　　　菝葜 30 g

鬼箭羽 15 g　　　　生丹参 30 g　　　　玉米须 15 g　　　　山茱萸 15 g

土茯苓 15 g　　　　黄芪 15 g　　　　　金樱子 15 g　　　　冬瓜皮 30 g

葫芦壳 30 g　　　　牛膝 15 g

14 剂。

黄葵胶囊，每次 4 粒，每日 3 次。

[三诊]　2016 年 12 月 5 日。

症状：患者自诉服药后，口苦咽燥、腰部酸痛症状明显好转，胃纳可，二便如常，夜寐可，舌红少苔，脉细。

处方：芡实 15 g　　　　河白草 15 g　　　　车前子 15 g（包煎）

六月雪 15 g　　　　鹿衔草 15 g　　　　天花粉 9 g　　　　菝葜 30 g

鬼箭羽 15 g　　　　生丹参 30 g　　　　玉米须 15 g　　　　山茱萸 15 g

土茯苓 15 g　　　　黄芪 15 g　　　　　金樱子 15 g　　　　冬瓜皮 30 g

葫芦壳 30 g　　　　牛膝 15 g

14 剂。

黄葵胶囊，每次 4 粒，每日 3 次。

[四诊]　2016 年 12 月 19 日。

症状：患者自诉服药后，口苦咽燥症状基本消失，稍有腰部酸痛，胃纳可，二便正常，夜寐可，舌红少苔，脉弦。复查尿常规：尿蛋白（＋），葡萄糖（±），尿隐血（±），红细胞 23.1/μl，按原处方继续治疗。

按　本案患者为老年男性，病程较长，消渴日久，因肝肾同源，肾虚日久，必致肝肾俱虚，精微物质匮乏，无以濡养脏腑而发为本病，同时素体阴精亏损日久而耗伤精气，阴虚内热表现明显，气阴两虚为本，肾络瘀阻为标，故辨证为肝肾阴虚，痰血瘀阻证。糖尿病肾病是消渴病继发"水肿""胀满""关格"，与中医古代医籍记载的"肾消"相关，古代医籍早有了对消渴病肾病发病机制及临床症状的阐述，如张景岳提出："若由真水不足，则系属阴虚，无论上、中、下三消，宜急治肾，必使肾气渐充、精血渐复，则病自愈。"提倡以滋肾阴为主治疗消渴。随着对糖尿病肾病认识的不断深入，周锦明在总结前人经验的基础上，结合自己的临床体会对本病病因病机提出了很好的观点，他认为本虚标实、肾虚络瘀是该病的基本病机特点，故运用芡实、六月雪、鹿衔草、天花粉、黄芪、牛膝等药物以滋养肝肾，化痰活血。本案患者在周锦明的治疗下，病情稳定，预后良好，生活质量得到明显改善。

# 内科杂病医案

## （一）感冒

● 案　夏某，女，38岁。

[初诊]　2017年7月11日。

主诉：慢性咽炎数年复诊。

病史：患者有慢性咽炎病史数年，每日清晨感喉咙发痒，有浓痰，黏稠，不易咳出，伴泛酸，无发热，无恶心呕吐等。患者现精神佳，胃纳可，大小便正常。舌苔白腻，脉濡。

证属：阴虚火旺，肺胃热盛。

治拟：清热化湿，利咽消肿。

处方：金银花15 g　蒲公英30 g　地黄15 g　赤芍9 g
　　　蝉蜕9 g　　桔梗6 g　　甘草9 g　　婆婆针15 g
　　　制半夏9 g　陈皮9 g　　土茯苓30 g　薏苡仁30 g
　　　浙贝母9 g　白茯苓15 g　防风3 g　　西青果15 g
　　　青连翘9 g

7剂。

[二诊]　2017年7月18日。

症状：患者现感晨起后浓痰易咳出，脚酸较前好转。月经来潮时乳房胀痛不适，经量正常。末次月经：2017年6月30日。故加用柴胡、郁金疏肝理气，行气解郁。

处方：前方加柴胡 6 g，郁金 9 g，7 剂。

[三诊]　2017 年 8 月 15 日。

症状：患者晨起咽干，白天喉间似有黏痰，大便调。舌质红，苔薄白，脉濡。

处方：在前方加木蝴蝶 9 g，7 剂。

按　慢性咽炎，中医学称之为"感冒""喉痹"，早在《黄帝内经》中已有所记载："一阴一阳结，谓之喉痹。"临床症状主要为咽喉色红作痛，痹塞吞咽不利等，一般有急性、慢性之分。急性者多为风热喉痹、痰火喉痹等；慢性者多为阴虚火旺引起的"阴虚喉痹"。在治疗上，前者以疏散风热、化痰泻火为主，易于治愈；后者则以养阴利咽为主，症情缠绵，临床尤为多见。阴虚喉痹患者得病时间较久，症状有轻有重，而本病患者属阴虚火旺，肺胃热盛，故以二陈汤（陈皮、半夏、甘草、白茯苓）燥湿化痰，理气和中，加以金银花、蒲公英、青连翘、薏苡仁清热化湿，西青果、桔梗、蝉蜕、婆婆针利咽消肿。治疗喉痹之症时，除用一般的益阴生津药物外，并宜随症加减而治之。如患者月经来潮时乳房胀痛不适，加柴胡、郁金疏肝理气，行气解郁。慢性咽炎病情迁延，在中医药治疗的基础上，饮食也需格外注意，清淡饮食，忌辛辣等食物，两者配合治疗，患者疗效尤佳。

## （二）咳嗽

● 案 1　姜某，女，79 岁。

[初诊]　2017 年 11 月 6 日。

主诉：咳嗽咳痰反复发作 3 年余，加重 1 周。

病史：患者有慢性支气管炎病史 3 年余，咳嗽咳痰反复，经外院治疗，症状尚稳定。1 周前因偶感风寒咳嗽咳痰症状加重，稍有喘息，痰色白，不易咳出，自觉神疲乏力，偶有胸脘满闷，腹胀。发病以来无胸痛，无咯血，无发热，无自汗盗汗，无身体浮肿。胃纳差，二便尚可，夜寐一般，舌淡胖，苔白腻，脉濡滑。

证属：痰浊壅肺。

治拟：化痰祛湿，宣肺。

处方：

| | | | |
|---|---|---|---|
| 桑白皮 12 g | 光杏仁 9 g | 制半夏 12 g | 陈皮 9 g |
| 白茯苓 15 g | 甘草 9 g | 炒当归 9 g | 制五味子 9 g |
| 款冬花 9 g | 紫菀 9 g | 蜜百部 12 g | 黄荆子 30 g |
| 枇杷叶 15 g（包煎） | | 金荞麦 30 g | 胡颓子叶 15 g |

生鸡内金 9 g　　　炒麦芽 15 g　　　预知子 15 g　　　紫苏梗 9 g

浙贝母 9 g

7 剂。

[二诊]　2017 年 11 月 13 日。

症状：患者现咳嗽咳痰稍有减轻，无明显喘息，痰色白，不易咳出，偶觉神疲乏力、胸脘满闷，腹胀，舌淡胖，苔白腻，脉濡滑。胃纳欠佳，二便尚可，夜寐一般。

处方：前方加用炒薏苡仁 15 g，7 剂。

[三诊]　2017 年 11 月 20 日。

症状：患者现咳嗽咳痰症状较前明显好转，痰色白，不易咳出，偶觉神疲乏力、胸脘满闷，腹胀，近来入睡困难，多梦易醒，胃纳欠佳，二便尚可，夜寐一般，舌淡胖，苔白腻，脉濡滑。

处方：前方加用酸枣仁 15 g，夜交藤 15 g，7 剂。

**按**　慢性支气管炎是呼吸系统的常见病、多发病，其临床特点是反复发作的咳嗽、咯痰，或伴有喘息。随着病情的进展，而出现肺气肿、肺动脉高压、肺源性心脏病等并发症，直至危害生命。中医虽无"慢性支气管炎"病名，但对该病的认识，根据临床症状不同侧重，分论于咳嗽、痰饮、喘证、肺胀等证候中。本案患者为老年女性，平素病情绵延迁徙，体质偏虚，近来外感受邪后，痰生于脾，上渍于肺，痰湿聚于中焦，寒从中生故咳嗽痰白而黏；痰湿内停，中焦气机受阻，故胸脘满闷、纳差腹胀，苔白腻，脉濡滑均为痰湿偏盛之象。慢性支气管炎的病因可分为外邪侵袭、脏腑功能失调、气血失调；痰饮阻肺是其病理基础；辨证当分清痰的寒热虚实，有所侧重；而慢性支气管炎的治疗不外乎以止咳、化痰、平喘为主。故方中诸药，皆为化痰理气，宣肺开窍之品。周锦明认为，治疗慢性支气管炎，其临证处方，须辨证与辨病相结合，根据患者病理生理特点，合理处方，此类患者治疗需理气为上，化痰为重，照顾胃气，活血为助。慢性支气管炎作为临床常见病因之一，因其反复发作性和病因的多样性，而致病情复杂、症候多变。其中医辨证论治本质，在于根据疾病本身的演变特点，在传统中医辨证论治基础上，结合分期、分型论治以提高疗效，使慢性支气管炎患者得以改善生活质量、减少发作次数、延缓病情进展。

● **案 2**　陈某，女，70 岁。

[**初诊**]　2017 年 8 月 6 日。

主诉：发热、咳嗽3日。

病史：患者3日前因受凉后出现发热、咳嗽，予抗菌补液及止咳化痰对症治疗。刻下热退，仍有咳嗽、咳痰、痰多、色白，伴纳呆、神疲乏力，二便正常。查尿常规正常。患者以往有慢性肾功能不全病史，有高血压病史10年，无手术史，无外伤史，无药物过敏史。体格检查：神志清晰，体温正常，咽红，心率90次/分，律齐，两肺呼吸音粗，腹软，无压痛。舌质淡红，苔薄黄，脉细数。

证属：外感风寒，肺失宣肃。

治拟：疏风散寒，止咳化痰。

处方：炙枇杷叶15 g（包煎）　　胡颓子叶15 g　紫菀9 g

炙百部12 g　　黄荆子30 g　　鱼腥草30 g　金荞麦30 g

炒防风6 g　　款冬花9 g　　半夏12 g　　陈皮9 g

桑白皮12 g　　苦杏仁9 g　　炒当归12 g　五味子9 g

茯苓15 g　　甘草9 g

7剂。

［二诊］　2017年8月13日。

症状：患者开始明显好转，咳痰减少，无发热。

处方：继续原方7剂。

按　咳嗽是肺系疾病的主要证候之一，有声无痰为咳，有痰无声为嗽。咳嗽早在《黄帝内经》中即已有认识。《素问·宣明五气》说："五气所病，心为噫、肺为咳、肝为语、脾为吞、肾为欠，为嚏。"《素问·论咳》曰："五脏六腑皆令人咳，非独肺也""皮毛者肺之合也，皮毛先受邪气，邪气以从其合也。其寒饮食入胃，从肺脉上至于肺，则肺寒，肺寒则外内合，邪因而客之，则为肺咳。"本病患者外感风寒，风性轻扬，多犯上焦，《素问·太阴阳明论》说："伤于风者，上先受之。"故外邪从口鼻、皮毛入侵，肺卫首当其冲，很快出现恶寒、发热、头疼、身痛、鼻塞、流涕、咳嗽、咽痛等卫表及上焦肺系症状。又久病体虚、脾失运化，故痰多、纳呆，治以疏风散寒、止咳化痰。拟二陈汤健脾和胃，桑杏汤加胡颓子叶、黄荆子、鱼腥草、金荞麦，以加强止咳化痰作用。

## （三）心痛

● 案　朱某，男，55岁。

［初诊］　2017年10月23日。

主诉：胸闷胸痛 1 年。

病史：患者 1 年前劳累后出现胸闷胸痛伴气短乏力，时作时止，刺痛为主，偶有头昏、肢体沉重，于外院就诊，确诊为冠状动脉粥样硬化性心脏病，查冠脉 CT 造影检查示：左冠主干及左前降支近端少许细小软斑块形成，管腔稍窄。经过外院西医内科治疗后，患者症状未见好转。目前偶有劳累后胸闷隐痛，神疲乏力，时有腰膝酸软，无头昏头痛，无肩背痛，无晕厥，无大汗淋漓，胃纳一般，夜寐欠安，二便正常，舌有齿印，苔白腻，脉细弱。查体：血压 140/80 mmHg，心率 88 次/分，神志清，双肺呼吸音清，心脏各瓣膜区未及明显杂音，律齐，腹软，无压痛及反跳痛。肾区叩击痛（－）。

证属：气虚血瘀，痰浊气滞。

治拟：益气活血，豁痰开结。

处方：黄芪 30 g　　　太子参 15 g　　制半夏 9 g　　　陈皮 9 g

　　　白茯苓 15 g　　炒瓜蒌皮 15 g　薤白 15 g　　　光桃仁 9 g

　　　红花 6 g　　　　莪术 15 g　　　柴胡 9 g　　　　郁金 9 g

　　　生白芍 15 g　　甘草 9 g　　　　夏枯草 30 g　　路路通 15 g

　　　炒枳壳 15 g

　　　14 剂。

［二诊］　2017 年 11 月 6 日。

症状：患者现自觉劳累后胸闷隐痛症状已明显好转，劳累后稍有神疲乏力，腰膝酸软，无头晕头痛，无肩背痛，无晕厥，无大汗淋漓。近来胃纳差，食后腹胀，夜寐欠佳，二便正常。舌有齿印，苔白腻，脉细弱。

处方：前方加用五味子 15 g，鸡内金 30 g，酸枣仁 30 g，7 剂。

**按**　心痛一证，最早记载于《黄帝内经》，从病因、病机、临床表现及治疗均有记述，如《素问·举痛论》说："经脉流行不止，环周不休，寒气入经而稽迟，泣而不行，寒气客于脉外脉寒，脉寒则缩踡，缩踡则脉细急，细急则外引小络，故猝然而痛。"《素问·痹论》曰："胸痹者，脉不通。"《素问·脏器法时论》说："心痛者，胸中痛，胁支满，胁下痛，膺背肩甲间痛，两臂内痛。"心痛病位在心，病性为本虚标实，本虚为心气虚，心阳不足，阴血亏虚；标实为血瘀、痰浊、寒凝气滞。主要病机为心脉不通。本病患者的日常调理防治十分重要，应当予以高度重视，以清淡饮食为宜，少进动物脂肪。戒烟，少许饮酒尚可，不可大量饮酒或暴饮，适当体育锻炼。已患心痛者当长期接受治疗，心痛发作时，应予及时处理。

## （四）胃痛

● **案1**　骆某，男，76岁。

[**初诊**]　2017年4月12日。

主诉：中上腹不适1周。

病史：患者半年前曾行胆囊切除术，术后时有中上腹不适及大便次数增多。近1周，因情志不畅及饮食不当，出现中上腹胀闷，伴纳呆、嗳气，略有泛酸，无呕吐。无药物过敏史，无高血压、糖尿病史。体格检查：神志清晰，体温正常，心率70次/分，律齐，两肺呼吸音清，腹软，中上腹轻压痛。舌质淡，苔白腻，脉滑。

证属：肝胃郁热。

治拟：疏肝理气，泄热和胃。

处方：炒白芍18 g　　甘草9 g　　浙贝母12 g　　海螵蛸15 g

　　　连翘9 g　　　鸡内金9 g　　稻芽15 g　　半夏9 g

　　　陈皮9 g　　　黄连3 g　　　吴茱萸3 g　　预知子15 g

　　　梅花9 g　　　茯苓9 g　　　木芙蓉叶18 g

　　　7剂。

[**二诊**]　2017年4月19日。

症状：仍有胸闷、腹胀、嗳气。

处方：前方加延胡索15 g，瓜蒌皮15 g，7剂。

[**三诊**]　2017年4月26日。

症状：中上腹不适好转，伴有夜间睡眠欠佳。

处方：前方加用首乌藤30 g，7剂。

**按**　《灵枢·邪气脏腑病形》篇指出："胃病者，腹䐜胀，胃脘当心而痛。"《素问·六元正纪大论》说："木郁之发，民病胃脘当心而痛。"《医学正传胃脘痛》曰："木气被郁，发则太过，故民病有土败木贼之候。"肝属木，为刚脏，性喜条达而主疏泄，胃属土，为多气多血之腑，喜濡润而主受纳，脾胃的受纳运化、中焦气机的升降，有赖于肝之疏泄，土得木而达。肝气郁结，易于横逆犯胃，木旺克土，土虚木乘，气机痞阻，肝气久郁，气滞血瘀，胃络瘀阻，血瘀胃痛。治疗原则理气和胃止痛，立足于"通"（通则不痛）。

● **案2**　方某，男，69岁。

[**初诊**]　2016年12月7日。

主诉：胃脘疼痛 3 年，加重 2 周。

病史：胃脘疼痛 3 年，加重 2 周，喜温喜按，伴有嘈杂，口苦，口吐清水，胃脘胀满明显，有时难以忍受，同时还有欲呕感，大便质地稀薄。曾做胃镜检查，提示：慢性浅表性胃炎。B 超排除胆囊炎、胆结石，服用西药奥美拉唑效果不佳。舌淡苔白腻，脉紧。

证属：寒湿内蕴。

治拟：散寒化湿，和胃止痛。

处方：

| 海螵蛸 15 g | 贝母 12 g | 延胡索 15 g | 谷芽 15 g |
| 麦芽 15 g | 半夏 12 g | 陈皮 9 g | 茯苓 15 g |
| 甘草 9 g | 白术 9 g | 鸡内金 15 g | 柴胡 9 g |
| 桂枝 9 g | 高良姜 6 g | 白芍 15 g | 枳实 9 g |
| 紫苏梗 9 g | 枳壳 9 g | | |

7 剂。

[二诊]　2017 年 12 月 14 日。

症状：服药 1 周后患者明显感觉胃痛减轻，但仍觉口苦，纳不佳，腹胀不适。

处方：上方加用八月札 6 g，香附 12 g，砂仁 3 g，7 剂。

[三诊]　2017 年 12 月 21 日。

症状：服用 1 周后来就诊，患者明显感觉病情好转，除胃口不甚好以外，其他症状明显缓解。

处方：继予上方加用六神曲 15 g，莱菔子 15 g，服用 2 周后患者自觉身体康复。

**按**　慢性胃炎系指不同病因引起的各种慢性胃黏膜炎性病变，是一种临床常见病，其发病率在各种胃病中居首位。自纤维内镜广泛应用以来，对本病的认识有明显提高。慢性胃炎常见的有慢性浅表性胃炎、慢性糜烂性胃炎和慢性萎缩性胃炎，后者伴黏膜肠上皮化生，常累及贲门，也可累及胃体，伴有泌酸腺的丧失，导致胃酸、胃蛋白酶和内源性因子减少。中医治疗胃病，一般分为胃寒、胃热论治。胃寒者较明显的病症是舌苔白腻，不易刮除，胃痛连绵，喜温喜按，无食欲，神疲乏力，舌淡白。胃热证是由于偏食辛辣温热食物，或湿邪化燥化热、肝郁化热导致的病证，表现为口干、口苦、口臭、喜欢冷饮食、心烦、小便少而黄，舌质红、苔黄燥，脉滑数等。胃炎患者的饮食，发作期以软食为主。患者平时饮食要规律，定时定量，避免暴饮暴食，减轻胃肠负担。同时要注重营养的补充，如热量摄入不足，可用干稀搭配的加餐办法补充，多吃些高蛋白食物及高维生素食物，保证机体内各种营养素的充足，防止贫血和营养不良，如瘦肉、鸡、鱼、肝肾等内脏，以及绿叶蔬菜、番茄、茄子、红枣等，注意食物酸碱平衡。当胃酸分泌过多时，可喝牛奶、豆浆，吃馒头或面包以中和胃酸；当胃酸分泌减少时，可用浓缩的肉汤、鸡汤、带酸味的水果或果汁，以刺激胃液的分泌，帮助消化。同时也要多进食健胃的食品，譬如多吃乳酪（乳糖不耐受的人可以喝）、木瓜、木耳等。疾病日久，加之寒湿侵袭，损伤阳气，故见胃脘疼痛，喜温喜按；湿阻中焦，运化失职，邪气上逆，故见嘈杂、口干口苦；湿热中阻，寒湿下注则大便不调，质地稀薄，苔白腻；脉紧为寒湿内停之象。海螵蛸、贝母抑酸护胃而止痛，为君药；臣药桂枝、高良姜温胃散寒止痛，半夏、陈皮、茯苓、甘草、白术共同起到健脾利湿、和胃止痛的作用，协助君药共同起到标本同治的作用；鸡内金、谷麦芽健脾和胃而止痛，佐以白芍缓急止痛，柴胡、枳实壳、延胡索理气和胃止痛。

● **案3**　顾某，女，82岁。

[初诊]　2017年7月4日。

主诉：胃纳欠佳10余日。

病史：患者近10日胃纳欠佳，食之无味，无胃痛，无腹痛腹泻，无恶心呕吐。患者近来夜寐差，大便正常，无明显消瘦，舌质红，苔黄腻，脉濡细。患者有高血压、糖尿病病史数余年，现规律服用药物（具体不详），现血压、血糖控制稳定。

证属：脾胃气虚。

治拟：益气健脾，燥湿化痰。

处方：黄芪15 g　　　灸黄芪15 g　　　党参9 g　　　灸炒白术9 g

　　　生山药9 g　　　白茯苓15 g　　　制半夏9 g　　　陈皮9 g

　　　炒鸡内金9 g　　炒稻芽15 g　　　炒麦芽15 g　　　炒薏苡仁15 g

　　　木香9 g　　　　大枣9 g　　　　灸甘草9 g　　　预知子15 g

　　　干佩兰9 g　　　炒苍术9 g　　　泽泻15 g　　　　豆蔻6 g（后下）

　　　紫苏梗9 g

14剂。

[二诊]　2017年7月25日。

症状：患者服用以六君子汤加减汤剂后感胃纳较前好转，但感腹胀，胃脘部不适，夜寐较前改善。

处方：藿香15 g　　　佩兰9 g　　　　炒苍术9 g　　　炒白术9 g

| | | | |
|---|---|---|---|
| 半夏 9 g | 陈皮 9 g | 茯苓 15 g | 生鸡内金 9 g |
| 稻芽 15 g | 麦芽 15 g | 薏苡仁 30 g | 制大黄 6 g |
| 莱菔子 15 g | 砂仁 3 g（后下） | 豆蔻 6 g（后下） | 炒黄芩 9 g |

14 剂。

[三诊]　2017 年 8 月 8 日。

症状：患者近来略感风寒。

处方：前方加用炒防风、蒲公英祛风解表，清热解毒，14 剂。

[四诊]　2017 年 8 月 22 日。

症状：患者现病情稳定，故按原方继续治疗。

[五诊]　2017 年 9 月 5 日。

症状：患者近来遇风寒即感胃脘部不适，胃纳明显好转，大便正常。舌质淡红，苔薄黄腻，脉濡细。

处方：前方加土茯苓 30 g，炮姜 3 g，14 剂，其后好转。

按　慢性胃炎的病因较复杂，其病位皆在胃脘之下，始则与脾胃有关，继而损及肝、肾。其病机多有脾胃素虚，内外之邪乘而袭之，使脾之清阳不升，胃之浊阴不降所致。各种致病因素往往相互影响，病机有虚实之分，始之初起以实邪为主，外感六淫，情志郁结，或因食、气、痰、湿、热所致，久病则以虚为主，或虚实相兼，寒热错杂。周锦明认为慢性胃炎中 60% 是以胃热为主，40% 以胃寒为主。而本患者属胃寒，82 岁高龄，胃纳差，年老体弱，中气久虚，脾胃失健，胃脘痞满，故用香砂六君子汤合黄芪建中汤加减（党参、茯苓、白术、陈皮、半夏、甘草）加减，腹胀便溏者加薏苡仁；泛吐清水者加半夏、豆蔻；寒气盛者加炮姜；舌苔黄腻加藿香、佩兰、生鸡内金和中止吐，疏肝理气。

## （五）胃痞

● 案　李某，男，62 岁。

[初诊]　2017 年 7 月 24 日。

主诉：乏力、腹胀、下肢酸软 1 个月。

病史：患者 2014 年因胃癌在某医院行胃大部切除术，术后未行化疗。近 1 个月觉食后腹胀，无反酸，无恶心、呕吐，自觉乏力，下肢酸软，二便尚调，夜寐可，舌质淡红，苔薄白，脉濡。

证属：脾胃虚弱。

治拟：益气健脾，和胃消痞。

处方：炙黄芪 15 g　　　党参 9 g　　　　炒白术 9 g　　　　山药 9 g

| 茯苓 15 g | 半夏 9 g | 陈皮 9 g | 炙鸡内金 9 g |
| 稻芽 15 g | 麦芽 15 g | 薏苡仁 15 g | 木香 9 g |
| 预知子 15 g | 炒薏苡仁 15 g | 白花蛇舌草 30 g | 野葡萄藤 30 g |
| 藤梨根 30 g | | | |

7 剂。

[二诊]　2017 年 8 月 7 日。

症状：患者腹胀稍有好转，余症同前，舌质淡红，苔薄白，脉濡。

处方：原方继服 1 个月。

[三诊]　2017 年 8 月 22 日。

症状：患者诉腹胀、下肢酸软好转，口干明显，胃纳可，舌质红，苔薄黄腻，脉弦。

处方：前方加鲜石斛 10 g，7 剂。

按　胃脘部胀闷不舒，但外无胀急之形，触之柔软，按之不痛，此为"胃痞"。患者大病术后素虚，诸劳致脾胃虚弱，失于健运，使中焦气机壅塞不畅而致胃痞。全方以香砂六君子汤酌加消食之鸡内金、谷麦芽，起到益气健脾消食之功效，白花蛇舌草、野葡萄藤、藤梨根清热解毒化瘀，以清胃部术后之瘀毒，以绝后患。三诊时患者口干明显，但舌苔薄黄腻，考虑湿热日久伤阴，予酌加鲜石斛滋阴生津，服后痞胀感俱消，纳食香舒。

## （六）泄泻

• **案 1**　演某，男，33 岁。

[初诊]　2016 年 4 月 12 日。

主诉：腹痛、腹泻 10 余年。

病史：患者有慢性腹痛、腹泻病史 10 余年，平日大便次数增多，大便稀薄，不成形，每日 5～6 次，胃纳可，夜眠尚佳，小便正常，无恶心、呕吐，苔黄腻，脉弦。患者无高血压、糖尿病病史。

证属：脾胃虚弱。

治拟：健脾益胃，利湿止泻。

| 处方：秦皮 9 g | 禹余粮 10 g | 麦芽 15 g | 炒葛根 15 g |
| 六神曲 15 g | 蒲公英 30 g | 炒白扁豆 9 g | 焦山楂 15 g |
| 稻芽 15 g | 炒白术 9 g | 山药 9 g | 黄芪 15 g |
| 太子参 9 g | 生甘草 9 g | 炙鸡内金 9 g | 白芍 15 g |
| 炒防风 9 g | | | |

7剂。

[二诊]　2016年4月19日。

症状：患者现腹痛缓解，仍有腹泻，但已改善，每日3次，有嗳气，感疲倦乏力，胃纳可，夜眠尚佳，小便正常。

处方：前方加预知子15 g，紫苏梗9 g，7剂。

[三诊]　2016年4月26日。

症状：患者腹痛、腹泻缓解，大便每日2~3次，成形，伴黏液，饭后易打嗝，气短、气虚，汗多，感乏力。

处方：前方加木香9 g，红血藤15 g，7剂。

[四诊]　2016年5月3日。

症状：患者症状与前相仿。

处方：前方减去红血藤。

[五诊]　2016年5月31日。

症状：患者腹痛缓解，大便次数增多，有黏液，伴腹胀，夜间好转，苔黄腻，脉弦。

处方：
| 禹余粮30 g | 炮姜3 g | 紫苏梗9 g | 六神曲15 g |
| 预知子15 g | 白头翁30 g | 诃子9 g | |
| 车前子15 g（包煎） | | 炒黄芩15 g | 茯苓15 g |
| 焦山楂15 g | 山药9 g | 炒白芍30 g | 炒白术9 g |
| 黄芪15 g | 太子参9 g | 稻芽15 g | 麦芽15 g |
| 炙鸡内金9 g | 炒防风9 g | 生甘草9 g | |

7剂。

**按**　《古今医鉴·泄泻》曰："夫泄泻者，注下之症也，盖大肠为传送之官，脾胃为水谷之海，或为饮食生冷之所伤，或为暑湿风寒之所感，脾胃停滞，以致阑门清浊不分，发注于下，而为泄泻也。"概括了泄泻的病因。脾胃虚弱，运化无权，水谷不化，清浊不分，故大便溏泄。脾阳不振，运化失常，则大便次数增多，久泻不止，脾胃虚弱，气血来源不足，故面色萎黄、肢倦乏力。《临证指南医案·泄泻》中指出"溏泄之肠垢污积，湿兼热也"，脾虚湿盛，郁而化热，则见苔黄腻，大便伴黏液。《伤寒论》曰："伤寒，服汤药，下利不止，心下痞硬，服泻心汤已，复以他药下之，利不止……此利在下焦，赤石脂禹余粮汤主之。"故方中予禹余粮收敛止泻，结合痛泻要方理气止痛、胜湿止泻，则效显。

● **案2**　卢荣秀，女性，45 岁。

[初诊]　2017 年 6 月 7 日。

主诉：大便次数增多伴黏冻 2 年。

病史：患者 2 年前开始出现大便次数增多，不成形，为食物疏松样，每日 3~4 次，有时伴有黏冻，偶有大便前腹痛，胃纳可，舌质淡红，苔薄白，脉濡。

证属：脾胃亏虚。

治泥：健脾养胃，涩肠止泻。

处方：

| | | | |
|---|---|---|---|
| 炒白术 9 g | 炙鸡内金 9 g | 麦芽 15 g | 炒葛根 15 g |
| 焦山楂 15 g | 六神曲 15 g | 炒防风 12 g | 党参 15 g |
| 山药 15 g | 蒲公英 30 g | 苏败酱 15 g | 禹余粮 15 g |
| 炮姜 3 g | 红血藤 30 g | 炒白芍 15 g | 稻芽 15 g |
| 生甘草 9 g | 紫苏梗 15 g | | |

7 剂。

[二诊]　2017 年 6 月 14 日。

症状：患者大便次数仍偏多，无明显黏冻，稍有腹痛，夜寐欠佳，小便正常。

处方：前方加预知子 15 g，7 剂。

[三诊]　2017 年 7 月 18 日。

症状：上方服用半月后，症状明显好转，大便次数减少，但仍不成形，无肠鸣、腹痛，每日大便 1 次，舌质淡红，苔薄白，脉濡。

处方：前方加乌梅 6 g，7 剂。

上方继续服用 1 周后，大便基本正常，继续调理，以资后效。

**按**　脾主运化，胃主受纳，若因长期饮食失调，劳倦内伤，均可导致脾胃虚弱，不能受纳水谷和运化精微，水谷停滞，清浊不分，混杂而下，遂成泄泻。方中党参、白术、甘草、山药以健脾利湿，鸡内金、麦芽、焦山楂、六神曲等健脾消食，脾阳不振，运化失常，则脘腹胀闷不舒，加用禹余粮、炮姜、预知子，以温胃健脾，理气涩肠止泻，故收效良好。

## （七）眩晕

● **案1**　顾某，女，82 岁。

[初诊]　2017 年 9 月 6 日。

主诉：头晕、乏力加剧 1 周余。

病史：患者原有慢性病史多年，时有头晕、头痛，近 1 周因劳累后出现头晕，伴胸闷乏力、纳呆。查体：神志清晰，体温正常，心率 81 次／分，律齐，两肺呼吸音清，腹软，无压痛。舌质红，苔黄腻，脉濡缓。

证属：痰浊中阻。

治拟：祛湿化痰，健脾和胃。

处方：藿香 15 g　　　佩兰 15 g　　　炒苍术 15 g　　　制半夏 9 g
　　　陈皮 9 g　　　　茯苓 15 g　　　鸡内金 9 g　　　　紫苏梗 15 g
　　　砂仁 6 g（后下）豆蔻 6 g（后下）薏苡仁 30 g　　　预知子 15 g
　　　7 剂。

[二诊]　2017 年 9 月 13 日。

症状：胸闷、头晕好转，但仍不思饮食。

处方：前方加用焦六神曲 15 g，山楂 15 g，7 剂。

**按**　《丹溪心法·头眩》曰："无痰则不作眩。""头眩，痰挟气虚并火，治痰为主，挟补气药及降火药。无痰则不作眩，痰因火动，又有湿痰者，有火痰。湿痰者，多宜二陈汤。"《景岳全书·眩运》指出："眩晕一证，虚者居其八九，而兼火、兼痰者不过十中一二耳。"眩是眼花，晕是头晕，二者常同时并见，故称眩晕。本病以虚者为多，如阴虚则肝风内动，血少则脑失所养，精亏则髓海不足；其次，由于痰浊壅遏，或化火上蒙，都可形成眩晕。恣食肥甘，劳倦太过，伤于脾胃，健运不利，聚湿生痰，痰湿中阻，导致清阳不升，浊阴不降亦引起眩晕，故以藿香、苍术、茯苓、砂仁、豆蔻等祛湿化痰。

● **案2**　邵某，女，49 岁。

[初诊]　2016 年 3 月 15 日。

主诉：头晕 1 月余。

病史：患者近 1 个月反复出现头晕、头痛伴头胀，头晕时天旋地转，无恶心和反射性呕吐，无耳鸣。患者面色萎黄，胃纳一般，夜眠差，二便尚调，舌质红、苔白，脉微细。测血压 145/96 mmHg，无高血压、糖尿病等病史。

证属：肝阳上亢，痰浊中阻。

治拟：平肝潜阳，健脾燥湿。

处方：白菊花 9 g　　　钩藤 15 g（后下）　　　　牡蛎 15 g（先煎）
　　　牛膝 15 g　　　生甘草 3 g　　　蔓荆子 15 g　　　杜仲 15 g
　　　夏枯草 15 g　　朱茯苓 15 g　　生白术 15 g　　　天麻 9 g
　　　半夏 9 g　　　　泽兰 9 g　　　泽泻 9 g　　　　　陈皮 9 g

7 剂。

[二诊]　2016 年 3 月 22 日。

症状：患者自诉服用上方 7 剂后，自感头晕症状减而未止，时有头痛，夜眠欠佳，每日深睡眠 4~5 小时。测血压 130/80 mmHg。

其所以头晕者，因其病在肝，而其根在肾。故加川芎活血行气，祛风止痛。

处方：前方加川芎 10 g，7 剂。

[三诊]　2016 年 3 月 29 日。

症状：患者自诉服用上方 3 剂后感头痛等症状明显好转。现面色可，夜眠尚佳，二便调。

处方：上方加生葛根 15 g，服 20 余剂后，诸症悉安。

按　中医认为，眩晕可由风、痰、湿、虚引起，故有"无风不作眩""无痰不作眩""无虚不作眩"的说法。本例眩晕之证，与梅尼埃病相似。其眩晕，正如《素问·至真要大论》所云："诸风掉眩，皆属于肝。"《丹溪心法·头眩》则有"无痰不作眩"的主张。该患者肝阳上亢，上冒清空，故见头晕而胀，脾虚无以化湿，痰浊蒙蔽清阳，亦见头晕，苔白，面色萎黄，脉微细亦为脾虚湿阻之象。此病例属于肝阳上亢，痰浊中阻之证。眩晕多因情绪波动，心情不舒，烦恼时而加重，可有头痛，兼急躁心烦，少寐多梦，舌质红，苔白，脉微细，故方予天麻钩藤饮合半夏白术天麻汤加减，其方药组成为天麻、钩藤、平肝潜阳熄风为主，兼以牛膝益肾滋阴，治其根本，效果极佳。

## （八）不寐

● 案 1　杨某，女，58 岁。

[初诊]　2017 年 8 月 9 日。

主诉：失眠多梦 3 个月，加重 1 周。

病史：患者 3 个月前无明显诱因出现失眠多梦，入睡困难，多梦易醒，伴心悸健忘，神疲，食少、腹胀，偶有醒后头晕目眩，汗不多，面色少华。1 周前因思劳过度，失眠症状加重，发病以来，无明显胸闷气短，无头痛晕厥，胃纳欠佳，二便正常，舌淡，苔薄白，脉细弱。

证属：心脾两虚证。

治拟：补益心脾，养血安神。

处方：首乌藤 30 g　　茯苓 9 g　　　酸枣仁 9 g　　合欢皮 15 g

郁金 9 g　　　　陈皮 9 g　　　半夏 9 g　　　柏子仁 9 g

大枣 9 g　　　　淮小麦 30 g　　炙甘草 9 g　　百合 30 g

五味子 9 g　　　远志 9 g　　　　知母 9 g

7 剂。

[二诊]　2017 年 10 月 16 日。

症状：患者自述仍有失眠多梦，入睡困难，多梦易醒，但较前稍有好转，仍伴有神疲食少、腹胀，胃纳欠佳，小便色黄，大便偏干，舌红，苔薄白，脉细弱。

处方：前方加大黄 6 g，7 剂。

[三诊]　2017 年 10 月 23 日。

症状：患者自述失眠多梦，入睡困难，多梦易醒较前明显好转，稍有心悸神疲，食少腹胀，胃纳一般，小便正常，大便稍偏干，舌淡，苔薄白，脉细弱。

处方：前方大黄改 3 g，7 剂。

按　《黄帝内经》中称"不寐"为"不得卧""不瞑"。不寐的主要病位在心，与肝、脾、肾有关。病理性质有虚实两方面，心脾两虚，心神失养为虚。本案患者为老年女性，平素体虚日久，加之思劳过度伤及诸脏，精血内耗，心神失养，神不内守，阳不入阴，故失眠多梦，入睡困难，多梦易醒，伴心悸健忘；因思虑劳倦伤及脾胃，脾失健运，脾不升清，胃不降浊，郁而化火，上扰心神，故可见神疲食少、腹胀，亦引发不寐。本病证属心神病变，病性有虚有实，但以虚证居多，病久多虚实夹杂，基本病机为阳盛阴衰，阴阳失交。临床治疗以平衡和调整脏腑阴阳气血为主，在此基础上进行精神治疗可以达到良好的效果。养成良好的睡眠习惯，晚餐要清淡，不宜过饱，更忌浓茶、咖啡及吸烟，睡前避免从事紧张和兴奋的活动，重视精神调摄和讲究良好的睡眠习惯对不寐者来说具有实际的预防意义。

● **案 2**　杨某，女，50 岁。

[初诊]　2017 年 4 月 6 日。

主诉：失眠、心烦反复发作 10 余年，加重 3 个月。

病史：患者有反复发作的失眠病史 10 余年，近 3 个月自觉症情加剧，夜间睡眠时间平均 3~4 小时，且伴有烦躁易怒，口干咽燥，头晕多梦，神疲乏力，腰酸健忘，二便正常，舌质淡，苔薄白，脉细。患者以往无高血压、糖尿病史，无药物过敏史。

证属：肝郁气滞，心神失养。

治拟：疏肝理气，养心安神。

处方：龙骨 15 g（先煎）　　　　　鳖甲 15 g（先煎）

| | | | |
|---|---|---|---|
| 远志 15 g | 柏子仁 15 g | 酸枣仁 15 g | 黄柏 9 g |
| 炒当归 9 g | 大枣 9 g | 半夏 9 g | 陈皮 9 g |
| 首乌藤 30 g | 炙甘草 9 g | 朱茯苓 9 g | 淮小麦 30 g |
| 百合 9 g | 郁金 15 g | 天麻 9 g | 柴胡 9 g |
| 白芍 15 g | 知母 15 g | | |

7 剂。

[二诊]　2017 年 4 月 13 日。

症状：睡眠仍欠佳，伴乏力。

处方：前方加太子参 9 g，丹参 15 g，7 剂。

[三诊]　2017 年 4 月 20 日。

症状：夜间睡眠时间增加，但仍易惊醒。

处方：前方加合欢皮 15 g，7 剂。

按　不寐是指经常不能获得正常睡眠，轻者有入寐困难，有寐而易醒，有醒后不能再寐，亦有时寐时醒；严重者则整夜不能入寐。《景岳全书·不寐》："不寐证虽病有不一，然唯知邪正二字，则尽之矣。盖寐本乎阴，神其主也，神安则寐，神不安则不寐，其所以不安者，一由邪气之扰，一由营气之不足耳。有邪者多实证，无邪者皆虚证。"《景岳全书·不寐》又指出："劳倦思虑太过者，必致血液耗亡，神魂无主，所以不眠。"失眠多梦发病者以中老年女性居多，与心、脾、肝、肾及阴血不足有关，女子以肝为本，又多愁善感，故易出现肝失调达、肝气郁结、气滞血凝、心神失养。故周锦明以甘麦大枣汤、酸枣仁汤、二陈汤、百合知母汤、柴胡、郁金化裁治疗不寐症，疗效甚佳。

● 案 3　陈某，女，74 岁。

[初诊]　2016 年 4 月 6 日。

主诉：失眠乏力、不易入睡 3 年。

病史：失眠乏力、不易入睡 3 年，心悸健忘，头目眩晕，咽干口燥，四肢倦怠，面色少华，大便质硬难解，多汗。经多家医院中西医治疗，无明显效果。舌红，苔白，脉弦细。

证属：脾虚血亏，心神失养，虚热内扰。

治拟：养血安神，清热除烦。

| | | | |
|---|---|---|---|
| 处方：炙甘草 9 g | 酸枣仁 9 g | 柏子仁 9 g | 黄芪 30 g |
| 瘪桃干 15 g | 制远志 6 g | 朱茯苓 9 g | 五味子 9 g |
| 大枣 9 g | 百合 30 g | 淮小麦 30 g | 知母 9 g |

陈皮 9 g　　　　半夏 9 g　　　　龙骨 15 g（先煎）

夜交藤 30 g

7 剂。

[二诊]　　2016 年 4 月 13 日。

症状：服用上方 7 剂后睡眠改善，但患者仍存心情烦躁，多虑。

处方：前方加郁金 9 g，合欢皮 15 g，7 剂。

[三诊]　　2016 年 4 月 20 日。

症状：患者服用上方 7 剂后病情明显好转。

处方：建议继续服用上方 1 周。

按　失眠，中医称之为"不寐"，以经常性不能获得正常睡眠为主要特征，是中医神志病中常见的一种病证。"不寐"病名出自《难经·四十六难》，中医古籍中亦有"不得卧""不得眠""目不瞑""不眠""少寐"等名称。临证轻者入寐困难，时寐时醒，醒后不能再寐，或寐而不酣；重者可彻夜不寐。人体的正常睡眠乃阴阳之气自然而有规律地转化结果，这种规律如果被破坏，就可导致不寐证。其病因、病机主要有虚实两方面，实者为七情内伤、肝失条达、痰热上扰；虚者为心肾不交、水火不济、劳倦过度、心脾两虚。肝血不足，阴虚内热而致。肝藏血，血舍魂；心藏神，血养心。肝血不足，则魂不守舍；心失所养，加之阴虚生内热，虚热内扰，故失眠、心悸不安。肝血不足，运血无力，血不养心，故见多梦易醒；血虚神失所养，故见心悸健忘，气血亏虚，不能上奉于脑；清阳不升，脑失所养，故见头晕目眩；阴虚内热，无以润肠，故见大便质硬难排，咽干口燥。舌红、脉弦细乃血虚内热之证。治宜养血以安神，清热以除烦。方中用酸枣仁为君，以其甘酸质润，入心、肝之经，养血补肝，宁心安神。朱茯苓宁心安神；知母苦寒质润，滋阴润燥，清热除烦，共为臣药，与君药相伍，以助安神除烦之功。陈皮、半夏、黄芪益气健脾补血之源，郁金、合欢皮、夜交藤、制远志、龙骨理气疏肝、养血安神定志，瘪桃干、五味子酸甘收敛止汗，使药以柏子仁起到润肠通便治疗兼证的作用，甘草和中缓急，调和诸药为使，诸药相伍，标本兼治，养中兼清，补中有行，共奏养血安神、清热除烦之效。

● **案 4**　夏某，女性，74 岁。

[初诊]　　2017 年 6 月 28 日。

主诉：不能及时入睡半年。

病史：患者半年前开始出现不能及时入睡，时有头晕、耳鸣，伴咽干不适，稍有干咳，胃纳可，二便正常。舌质红，苔薄白，脉细。

证属：心肾不交，阴虚火旺。

治拟：滋阴降火，养心安神。

处方：

| | | | |
|---|---|---|---|
| 炙甘草9g | 淮小麦30g | 大枣9g | 百合30g |
| 远志9g | 五味子9g | 柏子仁9g | 酸枣仁9g |
| 朱茯苓9g | 首乌藤30g | 合欢皮15g | 半夏9g |
| 陈皮9g | 郁金9g | 北沙参15g | 生白芍15g |
| 灯心草6g | 龙骨15g（先下） | | 知母15g |

14剂。

[二诊]　2017年7月11日。

症状：患者夜寐稍有好转，但感咽干明显，大便干燥。舌红，苔少，脉细。

处方：前方加玄参15g，天花粉9g，鲜石斛10g，14剂。

[三诊]　2017年7月25日。

症状：患者夜寐明显好转，干咳好转，口干好转，舌质红，苔薄白，脉细。

处方：前方加麦冬9g，14剂。

按　肾阴不足，不能上交于心，心肝火旺，火性炎上，虚热扰神，故不寐；阴虚火旺，故见咽干、便秘。远志、五味子、柏子仁、酸枣仁养心宁神，首乌藤、合欢皮、龙骨镇静安神。二诊时咽干明显，故去温热药，加用玄参、天花粉、鲜石斛以加强滋阴降火之力，灯心草祛心火，全方共奏滋阴降火、养心安神之功效，故效佳。

• 案5　顾某，男，66岁。

[初诊]　2017年2月27日。

主诉：失眠多梦，精神倦怠1年。

病史：患者1年前开始自觉乏力疲倦纳呆食少，失眠多梦，未予重视，近一月上述症状加重，甚则患者闭眼即心悸难耐，烦乱不安，睁眼即消，故而失眠，相关检查未见明显异常。既往有高血压、中风病史。遂前来我院，刻下：面色萎黄，纳呆食少，周身倦怠，大便干结，舌苔白厚，舌暗红，脉弦滑。

证属：心脾两虚，湿浊中阻。

治拟：养心安神，祛湿化浊。

处方：

| | | | |
|---|---|---|---|
| 黄芪30g | 炙甘草9g | 大枣9g | 知母9g |
| 炒酸枣仁9g | 合欢皮15g | 陈皮9g | 藿香15g |
| 制远志9g | 磁石30g（先下） | | 太子参15g |

| | | | |
|---|---|---|---|
| 淮小麦 30 g | 百合 30 g | 柏子仁 9 g | 朱茯苓 9 g |
| 制半夏 9 g | 郁金 9 g | 干佩兰 15 g | 土茯苓 30 g |
| 柴胡 9 g | | | |

14 剂。

[二诊]　2017 年 3 月 13 日。

症状：患者药后诸症略减，失眠症状改善，但仍多梦易醒，面色萎黄亦缓，舌苔白略腻，舌暗红，脉沉细弦滑。

处方：前方去柴胡，7 剂。

[三诊]　2017 年 3 月 20 日。

症状：患者失眠改善明显，多梦减少，面色萎黄较前缓解，舌苔薄白，舌暗红，脉沉细弦滑。

处方：患者服药 3 周，效果明显，效不更方。

按　患者不易入睡，睡中多梦，易醒，醒后再难入睡，乏力，神疲，纳差，苔白厚，舌暗红，脉弦滑；为心脾两虚，湿浊中阻之证，周锦明不拘泥于单纯养心安神、健脾除湿等治疗方法，而采用攻补兼施，方予重补，此病例从头至尾守一方，即谨守基本病机。患者面色萎黄、苔白厚、脉沉等说明患者以元气不足，湿气中阻为本，舌暗红为体内有瘀血，为久病入络之象，脉弦滑为体内有痰湿郁阻之征。周锦明舍其枝末，谨守其本，充分体现了治病求本的治疗原则。不寐，是阳不入阴所引起的，以经常不易入寐为特征，中医古籍中亦称之为"目不瞑，不得眠"等。《素问·阴阳应象大论》曰："阴在内，阳之守也；阳在外，阴之使也。"西医学认为该病病因为神经系统功能失调，影响自主神经功能，即心脏神经症。周锦明以炒酸枣仁、合欢皮、百合、柏子仁养心柔肝安神，柴胡、郁金疏肝解郁，黄芪、太子参健脾益气，藿香、佩兰、半夏燥湿化痰，磁石重镇安神等。

## （九）风瘙痒

● **案**　闫某，男，53 岁。

[初诊]　2017 年 9 月 4 日。

主诉：后背反复瘙痒 15 年，加重半月。

病史：患者自述 15 年来无明显诱因下出现后背反复瘙痒，近半月瘙痒感加重，呈阵发性，瘙之不止，平素秋冬季多发，遇热、饮酒后及夜间瘙痒加剧，伴小便黄赤，大便偏干，胃纳尚可，夜寐一般，舌质红，苔薄黄，脉弦数。查体：神志清，后背可见红色皮疹，无渗液，稍有脱屑。

证属：风热血热。

治拟：清热疏风，凉血止痒。

处方：关黄柏 9 g　　　知母 9 g　　　　地黄 9 g　　　　炒薏苡仁 15 g

　　　牡丹皮 9 g　　　赤芍 9 g　　　　皂角刺 15 g　　　蝉蜕 6 g

　　　土茯苓 30 g　　　桑白皮 18 g　　　白鲜皮 15 g　　　金银花 15 g

　　　连翘 9 g　　　　泽泻 15 g　　　　生山药 15 g　　　炒蒺藜 12 g

　　　7 剂。

［二诊］　2017 年 9 月 11 日。

症状：患者自述背部瘙痒症状明显好转，小便微黄，大便正常，胃纳尚可，夜寐一般，舌质红，苔薄黄，脉弦。查体：神志清，后背红色皮疹较前色变淡，无渗液，稍有脱屑。

处方：前方加忍冬藤 30 g，7 剂。

［三诊］　2017 年 9 月 19 日。

症状：患者自述背部瘙痒症状不明显，小便微黄，大便正常，胃纳尚可，夜寐一般，舌质红，苔薄黄，脉弦。查体：神志清，后背红色皮疹基本消退不可见，无渗液。

处方：前方继续服用 7 剂。

**按**　瘙痒症，相当于西医学的皮肤瘙痒症。本病好发于老年人及青壮年，多见于冬季，夏秋季也可发病。其临床症状多为皮肤阵发性瘙痒，搔抓后常出现抓痕、血痂、色素沉着和苔藓样变等继发性损害。《外科证治全书·痒风》记载："遍身瘙痒，并无疮疥，搔之不止，肝家血虚，燥热生风。"风瘙痒是一种无明显原发性皮肤损害而以瘙痒为主要症状的皮肤病，亦称痒风。中医认为瘙痒的产生多与风邪有关，风邪与血气相搏，内不得疏泄，外不得透达，郁于皮肤腠理，往来于皮肤之间而引起瘙痒。风或从外感，或从内生，常挟寒、热、湿、燥、虫毒之邪。临床明辨后，治疗方有效。风瘙痒属于皮肤病，易复发，因此预防很重要，其预防应当注意保持皮肤清洁卫生，其次需要积极锻炼身体，提高抗病能力，同时控制感染源，切断传播途径，防止接触传染等。

## （十）淋证

• **案 1**　夏某，女，65 岁。

［初诊］　2017 年 8 月 23 日。

主诉：尿频、尿急、尿痛 3 日。

病史：患者有慢性病史，近两年来尿频、尿急、尿痛反复发作，时轻时重。近3日，因劳累后，症情加剧，伴腰酸乏力，神疲纳呆，中上腹胀闷不适，无发热、呕吐，无腹泻。尿检白细胞40~50/μl，患者以往无手术史，无药物过敏史，无高血压、糖尿病史。体格检查：神志清晰，体温正常，心率71次/分，律齐，两肺呼吸音清，腹软，无压痛。舌质红，苔黄腻，脉濡数。

证属：湿热蕴结，膀胱气化失司。

治拟：清热利湿，通淋。

处方：土茯苓30 g　　萹蓄15 g　　瞿麦15 g　　薏苡根30 g
　　　泽泻9 g　　　　甘草9 g　　　车前草30 g　　知母9 g
　　　黄柏9 g　　　　白花蛇舌草30 g　蒲公英9 g　　连翘9 g
　　　枳壳9 g　　　　预知子9 g　　　紫苏梗15 g

7剂。

[二诊]　2017年8月30日。

症状：尿频、尿急好转，舌苔厚腻。

处方：前方加用茯苓15 g，藿香15 g，7剂。

[三诊]　2017年9月6日。

症状：腰酸、尿急好转，伴纳呆。

处方：前方加用山药15 g，7剂。

按　淋之名称，始见于《黄帝内经》，《素问·六元正纪大论》有载"淋闷"之名。《金匮要略·消渴小便不利淋病》曰："淋之为病，小便如粟状，小腹弦急，痛引脐中。"《丹溪心法·淋》曰："淋有五，皆属于热。"《诸病源候论·淋病诸候》曰："诸淋者，由肾虚而膀胱热故也。""热淋者，三焦有热，气搏于肾，流入于胞而成淋也，其状小便赤涩。"淋症的形成多因膀胱湿热，脾肾亏虚，肝气瘀滞，病在肾和膀胱，且与肝脾有关。湿热蕴结下焦，膀胱气化失司，腰为肾之府，若湿热之邪侵犯于肾，则腰痛拒按；若湿热内蕴，邪正相争，可见寒热起伏、口苦、呕恶，苔黄腻，脉濡数。治疗以实则清利，虚者补益为基本原则，拟八正散加减，方中用瞿麦、萹蓄、车前草、土茯苓、蒲公英等清热通淋利湿。

● 案2　罗某，女，60岁。

[初诊]　2017年3月23日。

主诉：反复尿频、尿急、尿痛，每月发作1次。

病史：患者尿频、尿急、尿痛，白天小便30余次，每次小便量不足100 ml，怕冷，乏力，不耐劳作，不能做家务，甚至行走片刻、做饭都会体力不支，尿频、尿急、尿痛发作，尤不敢外出活动。已长服中药、抗生素达半年以上，皆无明显疗效。查尿常规：尿蛋白（－），尿隐血（＋＋），白细胞（＋＋）。来诊时面色晦暗，语声低微，情绪低落，四肢不温，脉沉细，舌暗，苔薄白。

证属：阳虚气化不利。

治拟：温肾补阳，益气通淋。

处方：
| 炒苍术 15 g | 炒白术 15 g | 灵芝 15 g | 杜仲 15 g |
| 牛膝 15 g | 知母 15 g | 菟丝子 15 g | 淫羊藿 15 g |
| 金银花 30 g | 山慈菇 15 g | 黄芪 30 g | 粉草薢 30 g |
| 土茯苓 30 g | 茯苓 15 g | 山药 15 g | 薏苡仁 30 |
| 红花 9 g | 冬瓜皮 30 g | 赤芍 9 g | |

14 剂。

[二诊]　2017 年 3 月 9 日。

症状：患者面露喜色，诉药后症状大减，尿频、尿急、尿痛及怕冷、乏力已好转，小便次数也明显减少，仍有排尿时小便涩痛感，但较前已明显减轻。面色晦暗亦好转。

处方：前方加用萹蓄 15 g，仙鹤草 15 g，瞿麦 15 g，丹参 30 g，14 剂。服用后诸症大减，尿频除，尿量增加，可自行外出，生活质量提高。

**按**　《诸病源候论·淋病诸候》曰："诸淋者，由肾虚而膀胱热故也……肾虚小便数，膀胱热则水下涩，数而且涩，则淋沥不宣，故谓之为淋。"道出了淋证的病机为肾虚和膀胱热。而《景岳全书·淋浊》又云："淋之初病，则无不由乎热剧，无容辨矣。"故淋证初起均由湿热所致。湿热蕴结下焦，膀胱气化失司，故见尿频、尿急，苔黄腻，脉濡，均系湿热之象。本病患淋证日久，伤及肾阳，周锦明不拘泥于古法，以淫羊藿、菟丝子、杜仲温肾，黄芪、灵芝、山药、茯苓健脾益气，粉草薢、知母、薏苡仁、冬瓜皮利尿通淋等。

● **案 3**　曹某，男，63 岁。

[初诊]　2017 年 8 月 7 日。

主诉：腰酸腰痛 1 个月，加重 1 周。

病史：患者 1 个月前无明显诱因下出现腰酸腰痛，排尿时突然中断，尿道窘迫疼痛，偶有尿中带血，1 周来症状加重，遂至医院就诊，查 B 超提示双肾结石。发病以来，神志清，胃纳可，大便正常，夜寐一般。舌红，苔薄黄，脉滑涩。查尿常规：尿隐血（＋），镜检红细胞 5~8/HP。体格检查：血压 130/80 mmHg，神志清，心率 70 次/分，律齐，双肺呼吸音清，双肾叩击痛阳性。

证属：湿热蕴结。

治拟：清热利湿，排石通淋。

处方：石韦 30 g　　　甘草 9 g　　　柴胡 9 g　　　莪术 15 g
　　　牛膝 9 g　　　软滑石 15 g　　瞿麦 15 g　　　连钱草 30 g
　　　萹蓄 15 g　　　炒鸡内金 9 g　海金沙 15 g（包煎）
　　　7 剂。

[二诊]　2017 年 8 月 14 日。

症状：患者自述现腰酸腰痛较前好转，仍偶有排尿时突然中断，尿道窘迫疼痛，无明显尿中带血，胃纳可，小便次数正常，色黄，大便正常，夜寐一般，舌红，苔薄黄，脉滑涩。复查尿常规：尿隐血（+），镜检红细胞 4~6/HP。

处方：继续服用前方 7 剂。

[三诊]　2017 年 8 月 21 日。

症状：患者自述现腰酸腰痛较前明显好转，排尿通畅，尿道无明显窘迫疼痛，未见尿中带血，胃纳差，偶有食后腹胀，小便次数正常，色黄，大便正常，夜寐一般。舌红，苔薄黄，脉滑涩。复查尿常规，未见明显异常。

处方：前方加用半夏 9 g，陈皮 15 g，枳实 15 g，鸡内金 15 g，7 剂。

按　尿路结石属中医淋证范畴，《金匮要略·五脏风寒积聚病脉证并治》称"淋秘"，并指出为"热在下焦"。其发病机制，古人认为除三因学说外，都归纳为"肾虚而膀胱有热"，初则为热淋、血淋、膏淋，久则火炼而成石，即为"砂淋"，大则成石，为"石淋"。历代医家认为本病病因主要与肾虚、膀胱湿热有关，根据主证多采用清热利湿，通淋排石之法。中医治疗结石包括排石疗法和溶石疗法，排石疗法采用通淋排石、清热利尿，还兼行气活血、化瘀散结，对体虚者辅以补肾、温阳、益气等法。但其具体运用还应根据临床病情变化，以辨证施治为基础，灵活变化，随证施治，同病异治，这是中医独特之经验。其治疗大法，除手术指征外，病初多为湿热实证，宜清利排石；后期多虚，或虚实夹杂，或病起则即有虚象者，标本兼治。

● 案 4　吴某，男，30 岁。

[初诊]　2017 年 9 月 6 日。

主诉：右侧腰痛 10 余日。

病史：患者 10 余日前在无明显诱因下突发右侧腰痛，持续约半小时，伴恶心，B 超检查发现右肾结石约 3 mm×5 mm。查尿常规：尿蛋白（++），尿隐血

（+++），红细胞>200/μl。体检：神志清晰，体温正常，心率 76 次/分，律齐，两肺呼吸音清，腹软，无压痛。舌质淡红，苔薄黄，脉弦。

证属：肝肾阴虚，湿热内蕴。

治拟：清热利湿，通淋排石。

处方：

| | | |
|---|---|---|
| 连钱草 30 g | 瞿麦 15 g | 萹蓄 15 g |
| 海金沙 15 g（包煎） | 炒鸡内金 9 g | 软滑石 15 g |
| 甘草 9 g | 石韦 30 g | 柴胡 9 g | 牛膝 9 g |
| 莪术 15 g | 车前草 30 g | 仙鹤草 30 g |

7 剂。

[二诊]　2017 年 9 月 13 日。

症状：右侧腰痛好转，略感尿频。

处方：前方加用蒲公英 30 g，紫花地丁 30 g，黄柏 9 g，7 剂。

[三诊]　2017 年 9 月 20 日。

症状：尿频、腰酸明显好转。

处方：继续服用前方 1 周，病情好转。

按　《金匮要略·消渴小便利淋病脉证并治》曰："淋之为病，小便如粟状，小腹弦急，痛引脐中。"《丹溪心法·淋》曰："淋有五，皆属于热。"《诸病源候论·淋病诸候》曰："诸淋者，由肾虚而膀胱热故也。""石淋者，淋而出石也，肾主水，水结则化为石，故肾客沙石。肾虚为热所乘，热则成淋，其病之状，小便则茎里痛，尿不能卒出，痛引少腹，膀胱里急，沙石从小便道出，甚者塞痛令闷绝。"淋证是指小便频数短涩，滴沥刺痛，欲出未尽，小腹拘急，或痛引腰腹的病证，淋症的形成多因膀胱湿热，蕴结下焦，气化不利，脾肾亏虚，肝气瘀滞，病在肾和膀胱，且与肝脾有关。石淋多因湿热下注，煎熬尿液而形成。目前以石韦散为主方，方中用石韦、瞿麦、滑石等以清热利湿，通淋排石为主，加连钱草、海金沙、鸡内金等以加强排石消坚的作用。

## （十一）痿证

● 案　赵某，男，50 岁。

[初诊]　2016 年 2 月 24 日。

主诉：渐进性四肢乏力，伴有腰膝酸软无力反复发作 2 年。

病史：渐进性四肢乏力，伴有腰膝酸软无力反复发作 2 年，近期明显加重，伴有四肢关节多处疼痛不适，曾往上海医院就诊，诊断为周围性运动神经元病，服用多种西药无效，今从多处打听后，来我处就诊。刻诊：口齿不利，耳聋。舌淡，苔薄白，脉细。

证属：脾肾阳虚，气虚血瘀。

治拟：温补脾肾，益气活血化瘀。

处方：

| | | | |
|---|---|---|---|
| 黄芪 30 g | 党参 15 g | 白术 15 g | 茯苓 15 g |
| 山药 15 g | 淫羊藿 15 g | 杜仲 15 g | 补骨脂 15 g |
| 刘寄奴 18 g | 牛膝 15 g | 薏苡根 30 g | 菟丝子 15 g |
| 川芎 9 g | 当归 15 g | 延胡索 15 g | 鸡血藤 30 g |
| 莪术 15 g | 独活 9 g | 甘草 9 g | |

7 剂。

[二诊]　2016 年 3 月 22 日。

症状：1 个月后复诊，四肢乏力较前稍有好转，同时又有大便难排。

处方：前方加用火麻仁润肠通便，大黄理气活血，通便，7 剂。

[三诊]　2017 年 3 月 29 日。

症状：继续服用 1 周，大便通畅，去大黄。

[四诊]　2017 年 4 月 26 日。

症状：继续服用 1 周后，患者能在家属搀扶下行走。

按　运动神经元病（MND）是一组病因未明的选择性侵犯脊髓前角细胞、脑干运动神经元、皮层锥体细胞及锥体束的慢性进行性神经变性疾病。由于多数患者于出现症状后 3～5 年内死亡，因此，该病的患病率与发病率较为接近。MND 病因尚不清楚，一般认为是随着年龄增长，由遗传易感个体暴露于不利环境所造成的，即遗传因素和环境因素共同导致了运动神经元病的发生。根据临床表现的不同，运动神经元病一般可以分为以下四种类型：肌萎缩侧索硬化症、进行性肌肉萎缩、进行性延髓麻痹、原发性侧索硬化。对于不同的患者，首发症状可以有多种表现。多数患者以不对称的局部肢体无力起病，如走路发僵、拖步、易跌倒，手指活动（如持筷、开门、系扣）不灵活等。少数患者以呼吸系统症状起病。随着病情的进展，逐渐出现肌肉萎缩、"肉跳"感（即肌束震颤）、抽筋，并扩展至全身其他肌肉，进入病程后期，除眼球活动外，全身各运动系统均受累，累及呼吸肌，出现呼吸困难、呼吸衰竭等。多数患者最终死于呼吸衰竭或其他并发症。因该病主要累及运动神经系统，故病程中一般无感觉异常及大小便障碍。统计显示，起病部位以肢体无力者多见，较少数患者以吞咽困难、构音障碍起病。不同的疾病亚型其起病部位、病程及疾病进展速度也不尽相同。其诊断主要依靠临床表现及肌电图等辅助检查结果，并结合临床表现。

脾肾阳虚日久，四肢不得温养，故见四肢乏力，且日渐加重，伴有腰膝酸软。久病气滞血瘀，则见四肢关节多处疼痛不适，口齿不利，耳聋，为脾肾阳虚之象。黄芪、党参、白术、茯苓、山药、淫羊藿、杜仲、补骨脂、刘寄奴、牛膝、薏苡根、菟丝子益气健脾，温补脾肾；川芎、当归、延胡索、鸡血藤、莪术、独活活血通络止痛；甘草调和诸药。

## （十二）痹病

- **案1** 肖某，女，69岁。

[**初诊**]　2017年9月11日。

主诉：右膝关节疼痛2年，加剧半月。

病史：患者2年前无明显诱因下出现右膝关节疼痛，经治疗后症状缓解（具体治疗情况不详），半月前旅游外出受凉后右膝关节疼痛症状加重，右膝关节稍有肿胀，无发热，皮温不高。遂至医院就诊，查MRI平扫提示：右膝关节积液。发病以来，神志清，胃纳可，二便正常，夜寐安，舌淡，苔薄白，脉细弱。体格检查：血压120/80 mmHg，神志清，心率72次/分，律齐，双肺呼吸音清，双下肢肌力及肌张力均正常，浮髌试验（+）。

证属：肾阳虚衰，寒湿闭阻。

治拟：补肾益气，祛湿通络。

处方：
| | | | |
|---|---|---|---|
| 独活9g | 桑寄生15g | 防风15g | 炒当归9g |
| 川芎9g | 赤芍15g | 盐杜仲15g | 续断15g |
| 莪术15g | 光桃仁9g | 红花6g | 全蝎2条 |
| 茯苓皮30g | 冬瓜皮30g | 葫芦壳30g | 猪苓9g |
| 薏苡仁30g | 车前子15g（包煎） | | 鸡血藤30g |
| 延胡索15g | | | |

14剂。

[**二诊**]　2017年9月25日。

症状：患者自述右膝关节疼痛较前已明显好转，右膝关节肿胀较前消退，无发热，皮温不高，无行动不利，胃纳可，二便正常，夜寐安，舌淡，苔薄白，脉细弱。

处方：服用原方继续治疗2周后病情好转。

按　膝关节积液见于多种关节炎，是由于风湿、类风湿、外伤和骨质增生等疾病引起的滑膜炎症产生的一切病理性产物，根据临床症状及体征，属中医"痹证""鹤膝风"等范畴。临床上以本虚在先，复感风寒湿三气，脾胃不化，水湿内停，聚留关节，闭阻经络，故为肿痛。主要病机皆为气阳不足，气化不利，阳不消阴，或气滞血瘀。因为气、阳是人体生命的动力，《内经之要》论阳气则云："天之运行，唯日为本，天无此则昼夜不分，四时失序，晦冥幽暗，万物不彰矣。在于人者，亦为阳气为要，苟无阳气，孰分清浊？孰分三焦？孰为呼吸？孰为运行？血何由生？食何由化？与天无日等矣。"故本病治则上多以温阳补气为主，化湿利水为辅，而温阳则以温肾阳为主，因为肾阳为命门真火，为气之根。此外，下部水湿停聚，上气必虚，肺主一身之气，又主通调水道，脾胃为中气，主运化水湿，又是三焦气化枢纽，故下病治上，补中上之气。若脾肾阳虚甚者，则益命门之火以消阴翳，若寒湿较甚者，则加用温阳之品，温里阳以逐里寒湿邪，必要时也可内外合治。

● **案2**　王某，女，77岁。

[**初诊**]　2017年11月6日。

主诉：双下肢筋脉拘急1个月，加重1周。

病史：患者1个月前无明显诱因下出现双下肢筋脉拘急，昼轻夜重，偶有腰膝酸软，口淡。下肢深静脉超声（外院）提示：双下肢深静脉无斑块，双下肢深静脉轻度硬化。1周以来症状有所加重，发病以来，患者无四肢肿痛，无行动不利，无肌肉萎缩，无骨骼变形，无夜尿增多，胃纳欠佳，二便尚可，偶有腹泻，夜寐差，舌红，苔薄白，脉弦。

证属：脾肾气虚。

治拟：补益脾肾。

处方：
| | | | |
|---|---|---|---|
| 桑寄生15 g | 秦艽9 g | 防风15 g | 细辛3 g |
| 炒当归15 g | 地黄15 g | 赤芍9 g | 川芎9 g |
| 桂枝9 g | 白茯苓15 g | 杜仲15 g | 牛膝9 g |
| 党参15 g | 黄芪30 g | 甘草9 g | 生白芍45 g |
| 豨莶草15 g | 木瓜15 g | | |

14剂。

[**二诊**]　2017年11月20日。

症状：患者自述现双下肢筋脉拘急较前明显好转，近来无明显腰膝酸软，胃纳欠佳，二便尚可，夜寐一般，舌红，苔薄白，脉弦。

处方：继续服用原方1周后病情缓解。

按　骨质疏松症与肾的关系极为密切。《素问·上古天真论》中说"男不过八八，女不过七七，而天地之精气皆竭矣"，表明妇女随年岁增长，肾中精气逐渐衰减。妇女绝经后肾气更加衰弱，肾精空虚则骨髓化源不足，骨骼失养而致骨质疏松症。同时，骨质疏松症也与脾功能密切相关。《素问·五脏生成》曰："肾之合骨也，其荣在发，其主脾也。"《素问·痿论》曰："脾主身之肌肉。"故肌肉丰满壮实，是骨骼强壮的力学保证。本案患者老年女性，平素脾胃虚弱，故致水谷精微化生不足，导致肌肉骨髓失养，四肢不用；脾虚不能充养先天，又会导致肾精不足，筋骨失养，骨痿不用。临床发现若脾胃虚弱，运化失职，可导致骨的代谢障碍，骨的代谢不能正常进行，骨的形成与破坏之间的动态平衡被打破，最终导致骨质疏松症。辨证上应病症合参、辨证求因，治疗上当标本兼治、虚实兼顾，尚需考虑年龄因素，慎用毒副反应较大的药物，必须采取综合的治疗方法。

● **案 3**　王某，女，57 岁。

[**初诊**]　2017 年 1 月 20 日。

主诉：腰背痛 2 年余。

病史：患者腰背酸痛，时轻时重，明显晨僵、四肢沉重乏力，面色少华，轻度驼背，腰部活动度受限，脉沉弦，舌质淡，苔薄白。检查提示：脊柱存在广泛压痛，直腿抬高试验的结果为阴性。该患者 50 岁时绝经，当时曾服用大量的补钙药物。

证属：肝肾亏虚。

治拟：补肾益脾，壮骨。

处方：淫羊藿 25 g　　肉苁蓉 20 g　　熟地黄 20 g　　鹿衔草 15 g
　　　骨碎补 15 g　　全当归 15 g　　生黄芪 20 g　　杜仲 15 g
　　　鸡血藤 15 g　　陈皮 15 g　　制黄精 15 g　　炒白术 15 g
　　　墨旱莲 15 g
　　　28 剂。

[**二诊**]　2017 年 2 月 20 日。

症状：自述晨僵、腰背酸痛的症状明显减轻，步履变得轻松有力，睡眠好转。按前方继续为该患者治疗 1 月余，同时，嘱该患者进行适当的锻炼，经常晒太阳，多摄入富含钙质及蛋白质的饮食。在半年后对该患者进行随访时发现，其不适的症状基本消失，经骨密度检查其骨量恢复正常。

**按**　周锦明认为患者已绝经，其病情的辨证乃属肝肾亏虚证，在此方中，淫羊藿可入肝经与肾经。《本草备要》中指出，淫羊藿的功效为："补命门，益精气，坚筋骨。"本案中选淫羊藿作为君药，取其补肾阳，强筋骨，祛风湿之功。选肉苁蓉作为臣药，补肾壮阳，填精益髓，与君药相伍可增加强筋健骨之力。使药配熟地黄、墨旱莲滋阴养血，补精益髓；骨碎补补肾强骨，续伤止痛；鹿衔草祛风湿，强筋骨；当归补血和血；黄芪、杜仲益气敛精；鸡血藤补血活血，舒筋活络止痛，以取"通则不痛"之功；黄精、白术、陈皮益气补精，健脾和胃，防止因滋补太过、碍胃之弊。诸药相伍，有补命门、壮肾阳、滋阴血、填精髓、坚筋骨、健脾胃、通经络之功效。盖有形之血赖无形之气而生，故久病或年老体衰，气血不足，精少、力疲、骨痿筋弱者，服食此方可大获裨益。

● **案 4** 李某，女，55 岁。

[初诊] 2017 年 10 月 17 日。

主诉：四肢关节酸痛伴双下肢水肿 1 周。

病史：患者 1 周前外出受凉后出现关节酸痛伴双下肢水肿，无明显四肢屈伸不利，肾功能检查：尿素氮 5.4 mmol/L，肌酐 46.0 μmol/L，尿酸 190.0 μmol/L。发病以来，患者无关节红肿热，无腰酸腰痛，无头晕头痛，无恶心呕吐，胃纳可，二便正常，夜寐一般，无行走障碍，舌紫暗，苔白腻，脉弦涩。

证属：痰瘀内阻。

治拟：活血祛瘀，豁痰通痹。

处方：

| | | | |
|---|---|---|---|
| 桑白皮 27 g | 大腹毛 15 g | 防风 9 g | 茯苓皮 30 g |
| 猪苓皮 9 g | 泽兰 9 g | 泽泻 9 g | 姜皮 12 g |
| 冬瓜皮 30 g | 葫芦壳 30 g | 车前子 15 g（包煎） | |
| 牛膝 15 g | 生白术 15 g | 山慈菇 9 g | 延胡索 15 g |
| 鸡血藤 30 g | | | |

7 剂。

[二诊] 2017 年 10 月 23 日。

症状：患者自述现关节疼痛较前好转，仍有双下肢水肿，昨起腰背部酸痛，略有神疲乏力，胃纳一般，二便尚可，夜寐欠佳，舌红，苔白腻，脉弦。故治疗上在上方基础上加用莪术、补骨脂、骨碎补、黄芪，及中成药萆薢分清丸以进一步治疗。

处方：前方加用莪术 15 g，补骨脂 15 g，骨碎补 15 g，黄芪 30 g，7 剂。另口服中成药萆薢分清丸以进一步治疗。

[三诊] 2017 年 10 月 30 日。

症状：患者现关节疼痛较前明显好转，双下肢略水肿，仍偶有神疲乏力，胃纳一般，二便尚可，夜寐欠佳，无明显腰背部酸痛，余未诉特殊不适。舌红苔白腻，脉弦。胃纳一般，二便尚可，夜寐欠佳。

处方：继续服用前方1周后，患者病情明显好转。

**按**　痹证是由于风、寒、湿、热等邪气闭阻经脉，不通则痛，影响气血运行，导致肢体筋骨、关节、肌肉等处发生疼痛重着、酸楚、麻木或关节屈伸不利、僵硬、肿大、变形等症状的一种疾病。其病名最早见于《黄帝内经》，并有五痹之分。《素问·痹论》曰："以冬遇此者为骨痹，以春遇此者为筋痹，以夏为遇此者为脉痹，以秋遇此者为皮痹。"其病因可分为内因和外因，正虚卫外不固是痹证发生的内在基础，感受风寒湿热实是痹证发生的外在条件。本案患者为老年女性，因受风寒之邪，邪气闭阻经脉，日久在体内形成瘀痰等病理产物，阻碍气血运行，四肢关节不通则痛，可通过血常规、血沉、抗O试验、类风湿因子、X线摄片、关节液检查、血液流变学性质等检查明确关节疼痛性质，帮助诊断和鉴别。治疗时应多用祛瘀豁痰、宣痹止痛的药物，必要时也可加用止痛药中西结合治疗，以缓解急性疼痛症状。

●**案5**　周某，男，83岁。

[**初诊**]　2017年8月2日。

主诉：双手指关节疼痛加剧1周。

病史：患者以往有痛风病史，3年来反复发作，近1周来因饮食不当出现双手指关节疼痛剧烈，活动不利。体格检查：神志清晰，体温正常，心率78次/分，律齐，两肺呼吸音清，腹软，无压痛。舌淡红，苔薄，脉细。

证属：脾肾两虚，湿热内阻。

治拟：益气健脾，清热利湿。

处方：

| | | | |
|---|---|---|---|
| 炒苍术 15 g | 炒白术 12 g | 知母 15 g | 牛膝 15 g |
| 金银花 30 g | 山慈菇 15 g | 粉萆薢 30 g | 土茯苓 30 g |
| 川芎 15 g | 红花 9 g | 制大黄 15 g | 忍冬藤 30 g |
| 薏苡仁 30 g | 黄柏 9 g | | |

7剂。

[**二诊**]　2017年8月9日。

症状：患者手指关节疼痛仍作，伴腹胀、便秘，下肢无浮肿。

处方：前方去制大黄30 g，7剂。

[**三诊**]　2017年8月16日。

症状：左膝关节仍略有疼痛，夜间及行走时尤甚。

处方：前方加用鸡血藤 30 g，桑枝 15 g，7 剂。

**按**　痛风是嘌呤代谢障碍引起的代谢性疾病，以关节红肿热痛、僵硬、重着、酸楚、肿胀、畸形为特点，中医称为"痹证"。《素问·痹论》说："五脏皆有合，病久而不去者，内舍于其合也。故骨痹不已，复感于邪，内会于肾；筋痹不已，复感于邪，内会于肝；脉痹不已，复感于邪，内会于心；肌痹不已，复感于邪，内舍于脾；皮痹不已，复感于邪，内舍于肺；所谓痹者，各以其时重感于风寒湿之气也。"《诸病源候论·风痹候》说："痹者，风寒湿三气杂至，合而成痹，其状肌肉顽厚，或疼痛，由人体虚，腠理开，故受风邪也。"痛风久治不愈者，多损伤脏腑，肾气不足，气血亏虚，气化不利，或脾胃虚弱，恣食肥腻，痰湿内蕴，而致湿浊化生。湿浊虽为阴邪，但若因酒当风，汗出入水，或宿食停聚，皆可以阳化热，湿热蕴蒸，痹阻经络关节，而致发热，关节肿痛不止，夜间尤甚，故治疗时宜清热利湿，佐以活血通络治其标以缓解疼痛。

# 医 话 传 梓

周老师在日常工作及带教中，经常结合患者的情况，跟我们讲授一些临证心得，往往可从片言只语中窥探周老师丰富的临床经验。今摘录其部分医话，整理如下。

### 1. 医者，应德艺两全

记得工作室刚成立，我们工作室的同志到周老师家中探望，在其客厅中央看到了一副对联，上联是"胸存济世人增寿"，下联是"心系苍生技更精"。对联中间有一幅字：医者，仁术也，仁术者，需仁心使之，医之精者，必德艺两全。他说："我每天要面对这些字几次，时时提醒自己，要努力做一个德艺两全的医者。"这也是周老师给我们上的第一堂课：做一个合格的医生，时时要把患者放在心上，全心全意为患者服务，要不断提高技术水平，刻苦学习，精益求精，才能服务好患者。

他是这样说的，也是这样做的。曾从侯文心院长口中听到，周老师上班时认真为患者看病，下班后经常背一个小包，包内放血压计、听诊器，骑一辆老自行车，穿梭在朱泾镇的大街小巷，上门为一些老年患者巡诊。他曾被当时金山县县委书记潘龙清誉为"健康维护的工程师"。记得在 2002 年底，他退休前夕，《金山报》专门刊登了他为患者服务的优秀事迹。2003 年 1 月，周老师荣获金山区卫生系统第一届高尚医德奖。

工作室成立之后，我们跟师抄方学习中，经常看到他对患者耐心解释，尤其农村来的老人。遇到配药时钱不够的患者，他总是这样告诉他们："钱不够，问我拿就是了。"所以经常听到患者对周老师的赞美。他的确无愧于"高尚医德奖"的荣誉称号。身为主任医师、教授，他对专业的学习精益求精，天天翻阅一些医学杂志、书籍等。他说："医学是无穷尽的，我们知道的只是一点点，不知道的多得是。要当一个好医生，就要不断学习，充实自己。"我们在跟师学习的两年多时间里，阅读了老师几十万字的学习笔记。2017 年，周老师被评为"首届金山名医"，确实受之无愧。

### 2. 病者，失衡也

对于疾病发生发展的机制，周老师从繁就简，总结为一句话："病者，失衡也。"他认为，人之所以生病，是因为失衡，一是人与自然界环境之间失衡，二是人体内在环境五脏六腑之间失衡。前者是外感热病之因，而后者则是内伤杂病之源。

人生活在自然界中与风、寒、暑、湿、燥、火共存，但有的人病了，有的人没病，病的人抵抗力差了，正所谓"邪之所凑，其气必虚"，说明一个人正虚不足，外邪便可入侵，自然界的风、寒、暑、湿、燥、火六气变成了六淫，侵犯人体，使人得病，这就是人与自然界环境之间失去了平衡，那么治疗这种疾病就要扶正祛邪，使失去了的平衡重新达到平衡。扶正者，提高其抗病能力，祛邪者驱除使其犯病的六淫病邪。当然，扶正与祛邪之间孰轻孰重，当审视而度之了。

而内伤杂病原因，大多为机体内环境的失衡，脏腑之间相生相克的平衡关系遭到了破坏。如木克土，则肝气横逆犯脾胃之土，而致脾胃功能不和，出现胃脘胀满不舒，嗳气、泛酸、纳呆等症状。又如木火刑金，则肝火旺盛而犯肺金，所致咳逆甚则咳血，这是脏腑之间的平衡失调所致，治疗当以协调脏腑功能，使亢盛的一方得以平息，从而达到脏腑功能协调平衡。所以在内伤杂病方面，不论是外邪入侵而使脏腑功能失调，还是情志失调、饮食不节、瘀血痰饮、阴阳失调、升降失常、邪正斗争，都能导致机体内环境的失衡。中药的四气五味，药物的升降归经，无不都是遵循着使不平衡达到平衡的目的。正所谓"阴平阳秘，精神乃治"。

### 3. 养生者需动静结合

听周老师说，他年轻时，尤其在读大学期间，他是喜爱运动的。曾经是上海中医学院武术队成员，并任过一年多的武术队队长。在上海市高校武术比赛中，多次赢得短兵器（剑）的冠军及南拳的冠军。曾得到当时的伤科教研组主任吴承德老师的亲传（吴承德老师是中国武术泰斗王之平的女婿，上海体育学院武术系主任王菊蓉老师的丈夫）。

中国古代《吕氏春秋》中曾有明确的主张，倡言："流水不腐，户枢不蠹，动也，形气亦然，形不动则精不流，精不流则气郁。"古代医家华佗更是将这一主张发挥到极致，创立"五禽戏"。他说："动摇则谷气得消，血脉流通，病不得生。"近代提出"生命在于运动""一身动则一身强"，这为我们当今全民健身运动奠定了理论基础。

老子《道德经》中说："清静为天下正。"《黄帝内经》中指出："静则神藏，躁则消亡""心静则五脏六腑安"。静养神气的养生原则始倡于老子、庄子。清代养生家曹庭栋在《老老恒言燕居》中指出："养神为摄生首务。"老子是大气功师，是静则养生的鼻祖。

养生之理，应动还是静，这是我国几千年来在养生领域中的两大流派。周老师认为动与静在中医养生中是相辅相成的，应以动静结合为好，至于以静为主辅以形动，还是以动为主辅以静养，则要根据不同的身体状况，加以灵活运用。静者，静养神气；动者，运动形体，两者结合，才能保持健康身体。

#### 4. 心器质性病变治以益气温阳活血

周老师在临证过程中，经常碰到一些被确诊为冠心病或二尖瓣病变或心脏器质性病变的患者，而这些患者有一个共同的特点，神疲乏力、胸闷不舒、心悸气短、肢体不温、舌唇青紫等一系列胸阳不振胸痹的临床表现。针对此类疾病，大多采用益气温阳法，益气温阳活血方组成：生黄芪30 g，党参15 g，丹参30 g，熟附片6~10 g，三七6~10 g，瓜蒌皮15 g，薤白15 g，半夏10 g，桂枝10 g，莪术15 g，地龙10 g，茯苓12 g。方中以黄芪、人参益气，附片、桂枝温阳通络，瓜蒌、薤白、半夏宽胸除痹、温阳，莪术、三七、地龙助化瘀通络之功。如气虚明显者，党参改用生晒参或红参；心衰浮肿者，加冬瓜皮、葫芦壳、车前子；瘀阻明显者，加桃仁、红花；四肢不温明显者，加炮姜；损及肾阳者，加巴戟肉、淫羊藿、菟丝子，临证效果甚好。

- 案1 冠心病，心功能不全。

黄某，男，57岁，农民。患者颜面晦暗，劳则出汗，动则气喘，胸闷时发，胃纳一般，大便尚可，小便清长。舌质紫暗，苔薄腻，脉迟细。心电图示：ST 段，V5 水平下移2 mm，T 波在Ⅰ、Ⅱ、Ⅲ、aVF、V3~V5 均倒置，考虑为心肌供血不足，冠心病。证属：心肾阳虚，脉络不畅。方用益气温阳活血汤，方中党参易红参6 g，煎汤代茶。用此方调理月余，其症状明显好转，心电图示 ST-T 段较前好转。

- 案2 风湿性心脏病，心房颤动。

聂某，女，36岁，工人。患者风湿性心脏病，伴房颤及心衰，多次住院。现见面色紫暗，口唇青紫，神疲，胸痛，不耐劳作，动则气喘，心悸不宁，下肢轻度浮肿，四肢欠温，舌质胖而边有瘀紫，苔薄，脉结代。证属：心阳虚衰，脉络不畅。治以益气温阳活血汤加炮姜3 g，冬瓜皮30 g。上方连服月余，药后房颤消失，诸证好转。

周老师认为心器质性疾病的临床表现大多为心气不足、心阳不振及胸络瘀阻，故治疗应着重两个方面，一为温补阳气以鼓动脉道，二是活血祛瘀以消除瘀阻，使气血流畅，则四肢百骸及脏腑得到濡养。

#### 5. 心功能性疾病宜以养心安神

周老师认为心藏神，主神明。临床上失眠多梦、神志不宁、精神委顿、健忘等症状大多与心失藏神有关，目前大多数神经衰弱、焦虑症均与此有关。对于这种患者，周老师拟定了养心安神方，具有养血安神的功效。组成：炙甘草9 g，淮小麦30 g，红枣9 g，百合30 g，知母9 g，远志9 g，五味子9 g，柏子仁 9 g，酸枣仁 9 g，朱砂伴茯苓 9 g，夜交藤 30 g，合欢皮 15 g，半夏 9 g，陈皮 9 g，郁金 9 g。此方虽只有 15 味药，却包含了四个名方：甘麦大枣汤、百合知母汤、酸枣仁汤及二陈汤。甘麦大枣汤养心安神，和中缓急，主治精神恍惚，时悲伤欲哭不能自主，心中烦乱，睡眠不安，言语失常，舌红少苔，脉细而数的脏躁病证。百合知母汤中百合养心阴安心神，知母清热除烦，镇惊安神。酸枣仁汤、枣仁、茯苓、知母、川芎、甘草，养血安神，清热除烦，主治虚烦失眠，心悸盗汗，头目眩晕，咽干口燥，脉细小数。二陈汤和胃而安神。古人云："胃不和则卧不安。"这种患者往往兼有肝郁的表现，故常加柴胡、郁金之类疏解气机。

● 案　神经衰弱，不寐。

陈某，女，49 岁。患者时有不寐之症，尤以心情不好时，更有彻夜不寐。近月来，也无明显诱因，夜不能寐，白天则神疲乏力，头晕目眩，胃纳一般，二便如常。苔薄脉细，拟以养血安神，投以养心安神方，三日后即能安眠入睡，此方调理月余，至今睡眠尚可。

周老师对于此类神不守舍的患者，重点是在养心，而选加远志、五味子、柏子仁、夜交藤、合欢皮则重在安神。此方对于睡眠障碍者、更年期综合征，以及焦虑患者有一定的效果。

**6. 胃病重在辨寒温，治疗以通为要**

在中医文献中"胃脘痛"，常见于近代所指的各种急慢性胃炎、胃及十二指肠溃疡、胃神经症及胃部肿瘤等。古人把胃脘痛归入"心痛"范畴，有"九种心痛"之说，往往与食、气、痰、瘀之邪有关，与脾胃功能失调、脾胃阳虚、肝木犯土、胃阴不足相关。证治之法众多。周老师认为本病多属慢性疾病，故重在辨别寒温，用药多以"轻灵""流通"见长。所拟胃寒方与胃热方加减治疗多种胃病有效。胃寒方用：桂枝 10 g，白芍 15 g，甘草 10 g，柴胡 10 g，苏梗 10 g，枳壳 10 g，枳实 10 g，高良姜 3 g，浙贝母 10 g，乌贼骨 15 g，延胡索 15 g，半夏 12 g，陈皮 10 g，茯苓 12 g，鸡内金 10 g，谷麦 15 g，麦芽 15 g。方内含小建中汤、芍药甘草汤、乌贝散、二陈汤及加清灵、流通、疏利之品，遇有胃脘隐痛，嗳气泛酸，纳呆者用之。胃热方用：黄连 3 g，吴茱萸 1.5 g，半夏 10 g，茯苓 10 g，芙蓉叶 20 g，八月札 15 g，绿萼梅 10 g，浙贝母 10 g，乌贼骨 15 g，白芍 20 g，甘草 10 g，鸡内金 10 g，连翘 10 g，谷芽 15 g，麦芽 15 g。内含左金丸辛开苦降，芍药甘草汤、乌贝散、二陈汤缓急止痛和胃降逆，再加疏利灵通之品，适用于胃痛有热者。其中芙蓉叶、连翘有清热之功，对慢性胃炎的炎症消退有效。

- **案1** 胃痛偏寒者。

朱某，女，38岁。患者胃脘疼痛，得温痛减，嗳气泛酸，形寒喜热饮，大便偏溏，苔薄白腻，脉濡细，方用胃寒方，温中和胃止痛，用此方调理月余，患者胃痛消除，胃纳也增。

- **案2** 胃痛属热者。

杨某，女，42岁。患者胃脘部疼痛伴有灼烧感，嘈杂，嗳气泛酸，口苦，大便不爽，苔薄黄腻，脉弦。方用胃热方，方中左金丸辛开苦降以泄肝，清热和胃止痛，用此方调理月余，诸症悉减。

周老师认为胃病属慢性疾病，病症往往会有反复，他认为此病应七分保养，三分治疗。在积极治疗的前提下强调四要：一要适寒温，对外界气候变化要善于调节，稍有疏忽，乃使邪入，而致疾病反复。二要节饮食，所谓"节"，是要节制，即不偏食、不嗜食、不多食，尤其是要节制烟酒；是有节律，指饮食要定时定量，有一定的规律，切忌饱一顿饿一顿；是要节忌，对身体不需要，对病情有害之物、不洁之物，要避而远之。三要畅情志，情绪紧张，心情不畅均可造成内脏功能紊乱，导致肝胃不和。四要强体质，"法与阴阳，和于术数"，使先天之本不衰，后天之源不断，内脏安和，不致他变。

### 7. 胆汁返流性胃炎也称"胆瘅"

胆汁返流是导致慢性胃炎及返流性食管炎的重要原因。随着胃镜技术的开展，胆汁返流所致的胃炎检出率越来越高。患者的临床表现大多具有胃脘胀痛、嗳气泛酸、口苦呕吐，以及胃纳不佳等胆、胃的症状。《素问·奇病论》曰："有病口苦……病名为何？……病名曰胆瘅。"《灵枢·四时气》云："善呕，呕有苦……邪在胆，逆在胃，胆液泄则口苦，胃气逆则呕苦。"周老师认为胆汁返流性胃炎，即古称"胆瘅"。本病的主要病脏在胆、胃。胆汁上溢，胃失和降是主要病机。胆汁上溢，往往是由于热（虚实均可）所致，故其治则，应以清胆热和胃气为主。其所拟方为清胆和胃汤，其方组成：黄连3g，吴茱萸1.5g，半夏10g，茯苓10g，陈皮10g，白芍20g，甘草6g，川贝母3g，乌贼骨15g，鸡内金10g，谷芽15g，麦芽15g，蒲公英30g。方中黄连、吴茱萸为左金丸，清肝胆之热，降胃气之逆，两药合用，辛开苦降，一寒一热，相反相成，为方中之主药；半夏、茯苓、陈皮、甘草为二陈汤，功能理气和中，使脾气得升，胃气得降，是和胃降逆的好方；川贝母、乌贼骨为乌贝散，功能止酸和胃，保护胃黏膜；芍药、甘草功能缓急止痛；鸡内金、谷麦芽能和胃化痰消食，蒲公英强化清热利胆之力。全方组合，能达到清、和、降、通，故能纠其所偏，恢复胆胃功能。

● **案**　徐某，男，39 岁。患者胃脘胀痛，精神萎靡已有 2 年，长期服用多潘立酮、猴头菌片，未见明显效果。来诊时上腹胀痛连胁，嗳气泛酸，口苦呕吐，胃纳不佳，夜寐欠安，舌质带紫，苔薄白，脉弦细。胃镜检查见大量胆汁返流，胃窦部黏膜红白相间，诊断为慢性胃炎（胆汁返流性）。证属肝胆有热，胆汁上溢，胃失和降，投以清胆和胃汤。用上方调治 2 月余，症状消失，胃镜复查，未见胆汁返流，胃窦部黏膜炎症明显好转。

周老师认为，古称之"胆瘅"，近似于现今的胆汁返流性胃炎。其病机为胆汁上溢，胃失和降。一般来讲，胆汁上溢，往往是由热（虚实均可）所致。故其治则，应以清胆热和胃气为主。

### 8. 止汗方治疗汗出不止

汗证是指人体阴阳失调，营卫不和，腠理开阖不利而引起汗液外泄的病证。一般可分为自汗、盗汗、绝汗、战汗、黄汗等。但临床上最多见的是自汗和盗汗。大多认为自汗责之"阳失其固"，盗汗责之"阴失其守"。

周老师认为汗为津液，"汗血同源"，故长期汗出，必然导致气血紊乱，故治疗汗出不止，不论自汗还是盗汗，均需固其表，敛其汗。拟止汗方治疗汗证，多见其效。其方组成：生黄芪 30 g，太子参 15 g，炒白术 10 g，淮小麦 30 g，糯稻根 30 g，瘪桃干 15 g，五味子 10 g，炙甘草 10 g，煅龙牡各 15 g，炒防风 15 g，生当归 10 g，川黄柏 10 g，知母 10 g。内含玉屏风散以益气固表，当归六黄汤之意用以滋阴降火，并加用相关止汗敛阴之品。

● **案**　陶某，男，52 岁。患者近一个月来，夜寐醒来全身汗出，湿衣，每天都要换睡衣，第二天感到神疲乏力，纳谷二便如常，苔薄，脉弦细，投以止汗方 7 剂，患者服药 2 剂后，即有明显效果，夜间汗出明显减少，继服全部，汗出已止，白天神清气爽。

汗证的治疗，当以汗证之不同病机，而有所区别。自汗多因营卫不和，肺脾气虚，治应重点在调和营卫，益气固表；盗汗多由于阴虚火旺，心血不足所致，治疗应以滋阴降火，补血养心为主。一般认为阳虚者多自汗，阴虚者多盗汗，但从临床来看，也有阳虚盗汗，阴虚自汗的。从本质上来看，不论是阳虚还是阴虚都属本虚，虚不固表所致。所以其治疗从本而治，益气养阴固表，表固汗孔闭则汗自止也。止汗方从益气养阴固表着手，加以敛汗之品，对于汗证确有疗效。

### 9. 神经系统病证喜用虫类搜风药

神经系统疾病，尤其如神经血管性头痛，强直性脊柱炎，痉挛性斜颈，共济失调及震颤性麻痹等病证，周老师善于运用虫类药，如僵蚕、地龙、蜈蚣、全蝎、土鳖虫之类搜风活血之品，在具体用药中，往往同中有异，进行辨证施治，取得了较好的疗效。

● **案 1** 杨某，女，46 岁。患者头痛已有八九年，没有规律。一旦头痛发作，痛苦万分，往往以拳击头，疼痛部位不定，但大多在巅顶或前额，痛甚时伴泛恶欲呕，舌质偏暗苔薄白，脉弦细。此属风阳上扰，瘀阻脉络。治以平肝熄风，祛瘀通络和胃。

处方：天麻 12 g，白术 15 g，半夏 12 g，陈皮 10 g，茯苓 12 g，川芎 10 g，钩藤 12 g，杭菊 10 g，蔓荆子 12 g，蜈蚣 3 条，全蝎 3 g。服用上方 3 剂后，头痛明显减轻，后用上方加减调理月余，头痛已愈，近 3 年未再发作。

● **案 2** 秦某，男，56 岁。患者近月来走路不稳，步幅蹒跚，在浙江某医院做 CT 及磁共振显示均无明显异常。神经内科医生考虑为共济失调症，而求诊于周老师。患者在诊室里不能直线行走，摇摇晃晃步幅不稳，言语对答如常，苔薄脉弦。周老师认为此属肝肾亏虚，风阳扰动，治拟养肝益肾，熄风和络。

处方：生熟地各 15 g，山茱萸 10 g，桑椹 10 g，枸杞子 10 g，菟丝子 15 g，灵芝 15 g，僵蚕 10 g，地龙 10 g，蜈蚣 3 条，全蝎 3 g，杜仲 15 g，路路通 10 g。服用上方 7 剂后，步态基本正常，用此方加减治疗 1 个月，走路回归正常。

● **案 3** 俞某，女，51 岁。患者半年来头颈不由自主地向右抽动，曾在市内大医院神经内科服药半年余，未见明显好转，诊断为痉挛性斜颈。患者求诊周老师时，不时头颈向右抽动，痛苦之极不可言状，舌薄脉弦。证属肝风内动，经脉失和。治拟平肝熄风通络。

处方：天麻 15 g，钩藤 12 g，半夏 12 g，陈皮 10 g，茯苓 12 g，葛根 15 g，桑枝 15 g，当归 12 g，蜈蚣 3 条，全蝎 3 g，僵蚕 10 g，地龙 12 g。服药 7 剂，颈部抽动明显好转。上方加减服药 2 月余，诸症悉除。

神经系统不少病证，往往与风有关。周老师在选用虫类药以平肝熄风的同时，也根据不同疾病的虚实表现，加用和胃化痰、祛瘀通络、补肝益肾等不同药物辨证而用。

### 10. 月经不调善用四物汤加减

四物汤、芎归地芍，是《和剂局方》的方子，此方补血而兼活血，治疗月经不调，临床上尤多应用。清代《成方切用》中指出"四物汤，治一切血虚及妇人经病"，周老师治妇女月经不调常用四物汤加香附，他认为男女之不同，血气之所异也，男主阳主气，女主阴主血。而四物汤善补血兼能活血，加香附疏肝气也，正所谓"治经肝为先，强肝经自调"。四物汤虽仅四味药，然其变化无穷，补血为主者，当归用归身，地黄用熟地，芍药用白芍；活血为主者，当归用归尾，芍药用赤芍；偏热者，地黄用生地，用香附者疏肝引气也。肝喜条达，妇女乃受情绪影响，影响气机运行，故凡是经水不调，痛经，经闭，月经先期或后期，大多兼有精神抑郁，胸胁闷胀，乳房作胀等肝气郁结之证，故加香附调其气也。当然根据不同的证候，在四物汤加香附的基础上可以随证加味，如气血不足者加四君子汤；如肝肾不足而兼腰酸乏力者，加菟丝子、淫羊藿、山茱萸、杜仲等；如经量偏多而兼痛经者，加五灵脂、生蒲黄；如经量少而兼痛经属宫寒者，加炮姜、艾叶、紫石英；如有燥热不安口干者，加牡丹皮、栀子；如量多而冲者，加仙鹤草、侧柏炭、蒲黄炭、乌贼骨、茜草等。总之，妇女月经病均可在四物汤加香附的基础上进行加减。

● 案　赵某，女，32岁。患者育有一女，现年4岁，近两年来，月经每月推迟1周，量少，2~3日干净，经来第1日，小腹胀痛伴乳房胀痛，神疲乏力，腰酸头晕。舌质偏淡，苔薄，脉弦细，此乃气血不足，不荣则痛也。治拟补血而通之。

处方：生熟地各10 g，赤白芍各10 g，川芎10 g，当归12 g，香附10 g，黄芪15 g，党参15 g，白术10 g，怀山药10 g，柴胡10 g，菟丝子15 g。经前5日左右服用，服后经来，腹痛减轻，经量也增多，嘱每月经来前服用5剂，连服3个月。患者经期正常，量也增多，3~5日干净，小腹伴乳房胀痛明显好转。

妇女痛经，周老师总以调治血分为主，并注重疏肝理气，并认为肝肾同源，同居下焦，并为子母，乃冲任之本。故治疗痛经，除重视血气之外，往往关注肝肾，总使肝肾水木相滋，平衡协调。

### 11. 苍柏蝉薏汤治疗荨麻疹

荨麻疹俗称风疹块，往往皮肤出现红色或白色疹块，突然发作，痒而不痛，时隐时现，消退后不留任何痕迹。《诸病源候论》中指出："邪气客于皮肤，复逢风寒相折，则起风瘙瘾疹。"周老师治疗本病，自创苍柏蝉薏汤加味，其方为苍术10 g，黄柏10 g，蝉蜕10 g，薏苡仁15 g，并加用防风10 g，苦参

10 g，白蒺藜 10 g，稀豆衣 10 g，用治荨麻疹，其效甚佳。并常以本方加减治疗一些皮肤过敏性疾患，同样也有较好的效果。其加减如下：畏寒发热者，加桑白皮 15 g；风寒较重者，去黄柏加紫苏 10 g；心烦口渴者，加连翘 10 g，忍冬藤 15 g，生石膏 12 g；瘙痒严重者，加僵蚕 10 g；大便干结者，加大黄 3 g。本病病因大多于风、热、湿有关，方中苍术燥湿，薏苡仁利湿，黄柏清热，蝉蜕轻扬祛风，紧扣病因病机，实为一好方也。

● **案1**　杨某，女，42 岁。皮肤常发风团已有七八年，每以春秋为甚。今见全身风团，高出皮肤，大的成片状如掌大，小的散者如硬币。红而奇痒，此起彼伏，心烦口渴，舌尖有红点苔薄，脉弦细小数。此系风、湿、热三邪合而为患，治拟祛风清热化湿。方用苍柏蝉薏汤加味。

处方：苍术 10 g，黄柏 10 g，蝉蜕 10 g，薏苡仁 15 g，防风 10 g，连翘 10 g，忍冬藤 15 g，僵蚕 10 g。服 3 剂后风团尽退，继服 5 剂后嘱服玉屏风散口服半月，多年疾患豁然而愈。

● **案2**　曾某，男，20 岁。因感冒头痛服去痛片，第 2 日出现四肢红色小丘疹，压之褪色，痒而不适，阴茎龟头处有绿豆大小溃疡，舌边尖红，苔薄黄腻，脉浮数。此风热挟湿，郁阻肌肤，治以疏风清热化湿。方用苍柏蝉薏汤加减。

处方：苍术 10 g，黄柏 10 g，蝉蜕 10 g，薏苡仁 15 g，桑叶 10 g，防风 10 g，薄荷 6 g，生地 12 g，3 剂，并加用忍冬藤 30 g，与药渣一起煎汤外洗，3 日后药疹退，龟头溃疡消失。

皮肤过敏性疾患，多于风、湿、热三者有关，苍柏蝉薏汤药少而精，疏风清热化湿三法悉备，治疗效果佳，其中治痒，蝉蜕、僵蚕必不可少，蝉蜕一药，清代名医杨栗山称其为"轻清灵透，为治血病之圣药"，有祛风胜湿，清热解毒之功；僵蚕一味，散风泄热，化痰消坚，解毒镇痉；二药合用对皮肤过敏，奇痒难忍者确有良效。

### 12. 治未病

中医治未病源于《黄帝内经》所说："上工治未病，不治已病，此之谓也。"治未病是中医学的核心理念之一，现在有好多医院都成立了"治未病"科室，治未病逐渐深入人心。

周老师对治未病有深刻的认识，认为治未病包含了两个方面，一是未病先防，即预防为主；二是既病防变，即阻断疾病的发展。未病先防者指的是养生，增强体质，提高对疾病的抵抗能力，正所谓"正气存内，邪不可干"。养生的原则，即为动静结合，静者静养神气，动者运动形体，动静相合则神清形壮，体健寿长。在具体养生方面，他提出了七个方面：一为起居有常，生活要有规律；二为饮食有节，要节制，要有节律，更要节忌；三要活动有恒，生命在于运动；四要劳逸适度，不欲其劳，不欲其逸；五要情志愉快，百病皆生于气也；六要房事节制，房劳过度则伤肾；七要药物调理，及时纠偏，庶冀性命可延，期须不老。

既病防变，是中医治疗的特色之一。《金匮要略》中指出："上工治未病，何也？师曰：夫治未病者，见肝之病，知肝传脾，当先实脾。"说明脏腑之间有互相联系、互相制约的作用，一脏有病，可以影响他脏，治病时要有整体观，治其未病之脏腑，防止疾病的传变。如遇见肝病，应知肝病最易传脾，在治肝的同时，当应调补脾脏，使脾不受邪侵，这就是治其未病。在临床上我们经常碰到的就是想方设法阻断疾病的发展，以延缓疾病的进展。就拿我们治疗肾病来说，慢性肾炎，蛋白尿长期不愈，势必影响肾功能，直至引发尿毒症导致患者死亡。所以在治疗中，要不断探索延缓肾功能不全的方法，保护残存肾单位。周老师的益肾解毒汤就是专门延缓肾功能损害的方子，使肾病患者得以延续生命，这就是既病防变的治未病。

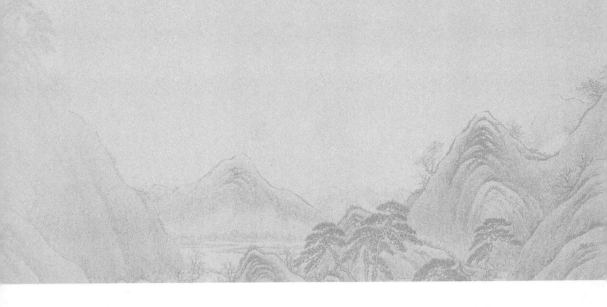

# 膏 方 精 讲

# 概　述

## 1. 膏方处方的特点

膏方的处方，主要立足于补。虽说膏方一年四季皆可用，但毕竟以冬令为宜。所谓"春生、夏长、秋收、冬藏"，冬天是藏精的季节，如不好好保养，次年的病痛就多。民间有这样的说法："三九补一冬，来年无病痛。""冬令进补，三春打虎。"

补要因人而异，精确辨证。有人说膏方就是补药，把中药的补气药、补血药、滋阴药、助阳药各挑一些，凑成一方即可。此乃大错特错，殊不知人体之不足有气血阴阳之不同，更有五脏六腑亏损之各异，辨证之错，则用药之错，用药之错，则非但对身体无益，反而有害，补当以平为期。人之为病，阴阳失衡、邪正之争也。膏方治病也当遵循阴阳平衡，扶正祛邪。扶正是补，祛邪也是补，阴阳平衡更是补。所谓补不足，损有余，以平为期，过之则又病矣。

补当以灵动之品助之。膏方毕竟属滋补之品，易碍脾之健运，往往不待补进，而使中州壅滞。故膏方之中须时时顾其胃气，增其脾运，常须使用行气助消化之灵动之品，常用八月札、陈皮、半夏、茯苓、佛手、木香、绿萼梅、山楂、鸡内金、谷芽、麦芽、神曲之类，使膏方补其所。

## 2. 防治优势

膏方防治肾病的效果是显而易见的。肾病属于慢性病，其进展至尿毒症期往往危及生命，然大多数肾病进程比较缓慢，在肾功能正常阶段，临床仅见蛋白尿、血尿、水肿时，只要辨证确切，合理使用中药及膏方，往往能治愈，即使当疾病进入肾功能不全期，也有可能延缓疾病的进程。在冬令期间使用膏方往往可以起到事半功倍的作用。肾病的进展往往与外邪有关，受寒、发热、感冒、劳累往往使病情加重，而膏方能使正气康复，抗邪能力提高，使疾病得以缓解、改善。

人之为病，千变万化，虽为同一疾病，但体质之差异，阴阳气血虚弱的不同，脏腑功能强弱各异，故用药也不同。膏方是针对每一个人量身定制的，一人一方。至于膏方中的膏、参、酒、糖也要根据不同人不同的情况使用。如阴虚之人宜用阿胶、龟甲胶、鳖甲胶；阳虚之人可用鹿角胶；阴阳两亏可用二仙胶；至于素胶，如桑椹膏、益母膏、枇杷叶膏等也可随证施用。一般用糖方面，冰糖、砂糖即可，脾胃虚弱者可用麦芽糖，大便干结者可用蜂蜜，糖尿病者应忌糖，而肝病患者忌用酒。一般气虚者用生晒参，阳虚者用别直参、高丽参，阴虚者用西洋参。脾胃功能衰弱者，往往出现虚不受补的情况，这种患者在用膏方之前需用开路药调整内环境，为膏方进补创造条件。

膏方既是补品，又是治病之要药，对于广大人群，尤其处在亚健康状态，身体素质较差，有慢性疾病者，不论男女老少，皆可服用。对于少年儿童来说，可以助长发育，提高智力；对于中年人来说，可以增强体质，青春常驻；对于老年人来说，可以延缓衰老，永葆健康；对于身体虚弱多病的人来说，可以达到增强抗病能力，提高免疫功能，从而有利于疾病的康复。对于急性病、发热病及传染性疾病，不宜选用膏方。

### 3. 不同疾病的具体运用

蛋白尿：蛋白尿的形成，病机复杂，常以虚实并见。正虚者多以肺、脾、肾三脏居多，尤以脾肾两脏为主。邪实者多因风、湿、热、瘀，既可由外邪入侵，又可为内生的病理产物，其中湿、瘀贯穿于疾病的始终，故蛋白尿治疗应以健脾益肾为治本，利湿化瘀以治标。常用黄芪、太子参、白术、怀山药、山茱萸、枸杞子、淫羊藿以健脾益肾，用茯苓、泽兰、泽泻、六月雪、鹿衔草、玉米须、鬼箭羽、丹参以利湿化瘀。如伴镜下血尿者，加白茅根、仙鹤草；经久不愈者加覆盆子、金樱子、芡实、牡蛎；有化热倾向者，加黄柏、连翘、蒲公英；伴感冒咽痛者，加防风、蝉蜕；阴虚肢冷明显者，加菟丝子、巴戟天、淫羊藿，收膏时可适当使用鹿角胶，用参者可选用红参。

血尿：血尿病因很多，这里指的是肾性血尿，其尿红细胞形态有明显的变化、破损，往往以镜下血尿为多见。以热移下焦扰动血室和脾肾不固、气阴受损为主要病机。其治疗以益气养阴、清凉止血为主。常用黄芪、太子参、怀山药以益气，生地黄、山茱萸、黄柏、墨旱莲以养阴；知母、牡丹皮、小蓟、六月雪、鹿衔草、白茅根、仙鹤草、茜草、侧柏炭以清凉止血。若血尿日久，可在收膏时加入羚羊角粉、三七粉、琥珀粉，收膏时可适当加用龟甲胶，用参者可选用西洋参。

IgA 肾病：IgA 肾病大多起病隐匿，不少患者无明显自觉症状，在体检时发现蛋白尿及镜下血尿而就医。其病机往往以气虚、阴虚、气阴两虚为多见，并兼有湿及瘀的表现。其用药常以益气养阴以治本，化湿行瘀以治标。常用黄芪、太子参、怀山药、北沙参、生地黄、山茱萸、枸杞子、桑椹以养气阴；用黄柏、知母、六月雪、白茅根、仙鹤草、玉米须、鬼箭羽、丹参以清化湿热，活血化瘀。若以气阳虚为主者，当加菟丝子、补骨脂、巴戟天之类，并参以鹿角胶收膏；若以气阴虚为主的可用龟甲胶、鳖甲胶收膏。

# 医 案 选 载

## （一）慢性肾炎蛋白尿

● **案1**　秦某，男性，42岁。

[初诊]　2003年11月18日。

病史：2001年夏季在体检中发现尿蛋白（++），因无明显不适，未能引起重视。近来感觉下肢浮肿，尤以午后明显，大便偏干，2～3日一行，小便偏黄，纳谷不香，口中腻而苦，尿常规示：尿蛋白（+++），尿血红蛋白（+），尿红细胞2～4/HP。平时喜好烟酒。舌质偏红，苔黄腻，脉弦数。

证属：脾虚湿阻，其湿化热。

治拟：健脾运，化湿热。先服开路方7剂，并嘱戒烟酒。

处方：

| 太子参10 g | 生白术10 g | 茯苓12 g | 半夏10 g |
| 陈皮10 g | 黄芪10 g | 栀子10 g | 六月雪30 g |
| 玉米须30 g | 熟大黄12 g | 冬瓜皮30 g | 生薏苡仁30 g |

7日后，苔黄渐化，下肢浮肿减轻，大便已软，日行一次，继而膏方如下：

| 太子参100 g | 生白术100 g | 怀山药100 g | 茯苓100 g |
| 茯苓皮250 g | 泽兰泻各100 g | 生薏苡仁200 g | 黄柏100 g |
| 栀子100 g | 柴胡60 g | 六月雪200 g | 鹿衔草150 g |
| 玉米须150 g | 鬼箭羽250 g | 冬瓜皮200 g | 陈葫芦200 g |
| 白茅根150 g | 仙鹤草150 g | 墨旱莲150 g | 大生地100 g |
| 熟黄精100 g | 蝉蜕100 g | 防风100 g | 半夏100 g |
| 陈皮150 g | 生晒参50 g（另煎冲入） | | |
| 西洋参50 g（另煎冲入） | | 阿胶300 g | 冰糖500 g |

收膏。

[二诊]　2004年11月28日。

症状：患者服上述膏方后，尿蛋白一度转阴，后因劳累尿蛋白（+～++），嘱服百令胶囊每日3次，每次4粒，并以上方为基础加减，服用中药至今，并戒烟酒。今查尿蛋白（±），苔薄腻，再拟健脾化湿。

处方：

| | | | |
|---|---|---|---|
| 生黄芪 150 g | 太子参 100 g | 生白术 100 g | 怀山药 100 g |
| 茯苓 100 g | 泽兰泻各 100 g | 生薏苡仁 200 g | 黄柏 100 g |
| 六月雪 200 g | 鹿衔草 150 g | 玉米须 150 g | 鬼箭羽 200 g |
| 冬瓜皮 200 g | 丹参 250 g | 白茅根 105 g | 仙鹤草 10 g |
| 熟黄精 100 g | 生地黄 100 g | 蝉蜕 100 g | 防风 100 g |
| 半夏 100 g | 陈皮 120 g | 生晒参 100 g（另煎冲入） | |
| 西洋参 100 g（另煎冲入） | | 阿胶 300 g | 冰糖 500 g |
| 收膏。 | | | |

**按**　本案尿蛋白责于湿热蕴结下焦，迫精外泄，水湿之邪之因，责于脾运不畅之故，故治疗先以健脾运清湿热以开路，继而用膏方善后，患者每年冬至前皆来开膏方，以上述膏方为基础，2009 年 12 月 2 日，患者尿蛋白阴性，浮肿消失，无任何不适，继用膏方调理。

● **案2**　陶某，女性，36 岁。

[**初诊**]　2006 年 11 月 15 日。

病史：1996 年春出现泡沫尿，经上海各大医院诊治，因患者不愿做肾穿，而未能作病理诊断，当时尿蛋白（＋＋＋），血红蛋白（＋），红细胞 1～3/HP，临床诊断为慢性肾炎，经中西医治疗，尿蛋白始终在（＋＋～＋＋＋），血红蛋白时有时无，每次尿蛋白加重，多见于扁桃体肿痛化脓，每年总有 3～4 次，10 余年来虽经治疗，均未见明显效果，但血肌酐及尿素氮均在正常范围。就诊时尿蛋白（＋＋＋），面色欠华，四肢欠温，怕冷，下肢午后轻度浮肿，纳谷一般，二便如常。舌质偏淡胖，边有齿印，苔薄白，脉细。

证属：脾肾阳虚，水湿不运。

治拟：健脾化湿，温肾行水。

处方：

| | | | |
|---|---|---|---|
| 熟附块 30 g | 生黄芪 250 g | 太子参 100 g | 白术 100 g |
| 怀山药 100 g | 巴戟天 100 g | 菟丝子 150 g | 淫羊藿 200 g |
| 桂枝 60 g | 泽兰泻各 100 g | 茯苓皮 200 g | 陈葫芦 200 g |
| 生姜皮 60 g | 蝉蜕 100 g | 桔梗 60 g | 生甘草 60 g |
| 六月雪 250 g | 鹿衔草 150 g | 玉米须 200 g | 鬼箭羽 250 g |
| 半夏 100 g | 陈皮 102 g | 土茯苓 250 g | 紫苏梗 100 g |
| 当归 100 g | 生晒参 150 g（另煎冲入） | | |
| 西洋参 50 g（另煎冲入） | | 阿胶 200 g | 鹿角胶 150 g |
| 冰糖 500 g | | | |

　　收膏。

　　[二诊]　2007年11月22日。

　　症状：去年服用膏方后，乏力、水肿明显好转，尿蛋白仍为（++），今年嘱常服百令胶囊每日3次，每次4粒，并在上述膏方基础上，增减服中药。并于8月份做扁桃体摘除手术，今查尿蛋白（+），再按原法、原方加减。

　　处方：生黄芪250 g　　　太子参100 g　　白术100 g　　　怀山药100 g
　　　　　茯苓100 g　　　　巴戟天100 g　　淫羊藿205 g　　菟丝子150 g
　　　　　当归100 g　　　　丹参250 g　　　六月雪250 g　　鹿衔草150 g
　　　　　玉米须200 g　　　鬼箭羽250 g　　蝉蜕100 g　　　连翘100 g
　　　　　陈葫芦200 g　　　冬瓜皮200 g　　金樱子200 g　　芡实200 g
　　　　　薏苡根250 g　　　紫苏梗100 g　　半夏100 g　　　陈皮120 g
　　　　　生晒参150 g（另煎冲入）　　　　西洋参50 g（另煎冲入）
　　　　　阿胶200 g　　　　鹿角胶150 g　　冰糖500 g

　　收膏。

　　[三诊]　2009年12月1日。

　　症状：去年仍以上方为基础服膏方。今查尿蛋白（±），一般情况均较好，面色红润，继用原方调理。

　　按　蛋白尿属"精微"下泄，病机复杂，正虚邪实往往互见，正虚者以脾肾虚弱，封藏失固为主，邪实者往往与水湿、气滞血瘀或兼外感六淫有关。本案健脾温肾以扶正，兼以清化湿热，祛风利咽以祛邪。

## （二）慢性肾炎血尿

● 案1　胡某，女性，9岁。

　　[初诊]　2005年11月25日。

　　病史：2004年8月因咽喉肿痛、发热而在某医院儿科就诊，小便常规提示：尿蛋白（++），尿血红蛋白（+++），尿红细胞>100/HP。经抗菌治疗后，咽喉肿痛好转，血白细胞总数恢复正常，尿蛋白（+），尿血红蛋白（++++），尿红细胞40~50/HP。后经某医院用中西药治疗至今，尿蛋白（±~+），尿血红蛋白（++~++++），尿红细胞始终为30~50/HP。舌质淡红，苔薄微黄，脉细。

　　证属：风邪犯肺，心肝火旺。

　　治拟：疏风清热，凉血止血。

　　处方：金银花60 g　　　连翘60 g　　　防风30 g　　　射干30 g

| | | | |
|---|---|---|---|
| 桔梗 30 g | 生草 30 g | 生地黄 100 g | 蝉蜕 60 g |
| 桑白皮 100 g | 茯苓 100 g | 六月雪 100 g | 鹿衔草 100 g |
| 玉米须 100 g | 鬼箭羽 100 g | 白茅根 100 g | 仙鹤草 100 g |
| 小蓟草 100 g | 女贞子 60 g | 茜草 100 g | 蒲公英 100 g |
| 侧柏炭 100 g | 藕节炭 100 g | 牡丹皮 60 g | 怀山药 60 g |
| 生鸡内金 60 g | 佛手 100 g | 生晒参 30 g（另煎冲入） | |

西洋参 50 g（另煎冲入）

羚羊角粉 5 g（收膏时调入）

阿胶 200 g　　龟甲胶 150 g　　冰糖 500 g

收膏。

[二诊]　2006 年 12 月 3 日。

症状：患儿服膏方后，尿蛋白（-），尿血红蛋白（++），尿红细胞 10~20/HP，后继服上方出入中药，并加服百令胶囊，每日 3 次，每次 2 粒，继用原法原方。

处方：南北沙参各 60 g　百合 60 g　　知母 60 g　　生地黄 100 g

金银花 60 g　　连翘 60 g　　防风 30 g　　桔梗 30 g

生草 30 g　　蝉蜕 60 g　　茯苓 60 g　　怀山药 100 g

六月雪 100 g　鹿衔草 100 g　白茅根 100 g　仙鹤草 100 g

枸杞子 60 g　　山茱萸 60 g　　蒲公英 100 g　茜草 100 g

小蓟草 100 g　牡丹皮 60 g（另煎冲入）

西洋参 50（另煎冲入）　　羚羊角粉 5 g（收膏时调入）

阿胶 150 g　　龟甲胶 150 g　　冰糖 500 g

收膏。

[三诊]　2009 年 12 月 9 日。

症状：患儿每冬至前均服用上方的膏方 1 料，今复查尿常规阴性，仍续服原膏方。

按　本案之尿血始于风热犯肺，而致咽痛，其热邪下迫膀胱，灼伤脉络而现血尿，其日久而心肝之热下移以致尿血不断，故在方中治以疏风清热、清心平肝之品而血尿自止而收功。

● 案2　何某，男，39 岁。

[初诊]　2007 年 11 月 16 日。

病史：2005 年初，单位体检时发现尿血红蛋白（++++），红细胞 40~50/HP。后于上海某医院做相差显微镜检查示尿红细胞中异形率占 85%，诊断为肾性血尿。后虽经治疗，服用止尿血片之类，尿血红蛋白始终在（+++~++++），尿红细胞 20~50/HP，伴腰酸，头晕，乏力，夜寐欠安，纳谷二便如常。舌边尖偏红，苔薄，脉细弦。

证属：肝肾阴虚，心肝火旺。

治拟：滋肝益肾，清心平肝，凉血止血。

处方：黄柏 100 g　　知母 100 g　　生熟地黄各 100 g　牡丹皮 100 g
　　　山茱萸 100 g　　枸杞子 100 g　　女贞子 100 g　　怀山药 100 g
　　　泽兰泻各 100 g　茯苓 100 g　　桑椹 100 g　　　莲子心 100 g
　　　六月雪 200 g　　鹿衔草 150 g　　白茅根 150 g　　仙鹤草 150 g
　　　墨旱莲 150 g　　小蓟草 150 g　　花蕊石 150 g　　藕节 150 g
　　　川续断 100 g　　杜仲 150 g　　炙鳖甲 100 g　　半夏 100 g
　　　陈皮 150 g　　生晒参 50 g（另煎冲入）
　　　西洋参 150 g（另煎冲入）　　阿胶 200 g　　龟甲胶 200 g
　　　冰糖 500 g
　　　收膏。

[二诊]　2008 年 11 月 25 日。

症状：服完膏方后，常服百令胶囊，每日 3 次，每次 4 粒，并在膏方基础上加减以中药调理。今查尿血红蛋白（++），红细胞 5~6/HP，腰酸乏力明显好转，头晕不寐亦除，继以原法原方出入。

处方：黄柏 100 g　　知母 100 g　　生熟地黄各 100 g　牡丹皮 100 g
　　　山茱萸 100 g　　枸杞子 100 g　　女贞子 100 g　　怀山药 100 g
　　　茯苓 100 g　　桑椹 100 g　　　六月雪 200 g　　鹿衔草 150 g
　　　白茅根 150 g　　仙鹤草 150 g　　墨旱莲 150 g　　小蓟草 150 g
　　　藕节 150 g　　炙鳖甲 100 g　　川续断 100 g　　杜仲 150 g
　　　佛手 100 g　　半夏 100 g　　陈皮 100 g
　　　生晒参 50 g（另煎冲入）　　西洋参 150 g（另煎冲入）
　　　三七粉 30 g（收膏时调入）　　阿胶 200 g　　龟甲胶 200 g
　　　冰糖 500 g
　　　收膏。

[三诊]　2009 年 12 月 12 日。

症状：尿血红蛋白（+），红细胞 1~3/HP，无明显症状，舌淡红苔薄脉细，继以原方。

按　血尿症多与火热有关，以热移下焦扰动血室，损伤络脉所致。其火热也有虚实之分，本案之血尿，其本在肝肾阴虚，水不涵木则相火妄动，肾水不能上济于心，则心肾失于交通，故治以滋肝益肾为主，辅以清心平肝，以凉血止血方法而收效。

## （三）慢性肾炎蛋白尿、血尿

● **案** 孙某，男性，48岁。

[**初诊**] 2004年11月20日。

病史：患者5年前始出现泡沫尿，腰酸乏力，在当地医院化验小便，发现尿蛋白（+），尿血红蛋白（++），未经过正规治疗。近日体检，尿常规示：尿蛋白（++），尿血红蛋白（+++）。刻下感觉精神疲惫，腰膝酸软，纳谷二便如常，舌边缘齿印明显，苔薄微黄腻，脉濡。

证属：脾肾气虚，湿浊留恋。

治拟：健脾益肾，清热化湿。

处方：生黄芪300g　党参100g　白术100g　怀山药100g
茯苓150g　山茱萸100g　枸杞子100g　川续断100g
杜仲150g　连翘100g　蒲公英250g　六月雪200g
鹿含草200g　玉米须150g　鬼箭羽200g　白茅根150g
仙鹤草150g　半夏120g　陈皮120g　薏苡根250g
金樱子250g　芡实250g　生晒参100g（另煎冲入）
西洋参100g（另煎冲入）　阿胶300g　冰糖500g
收膏。

[**二诊**] 2005年11月15日。

症状：去年服用膏方后，神疲腰酸明显好转，尿蛋白、镜下血尿有所改善。立春后，改用中药健脾益肾化湿之品，继续调理至今，现尿蛋白（+），尿血红蛋白（+），苔薄，脉濡，治以原法。

处方：生黄芪300g　党参100g　白术100g　怀山药100g
白茯苓120g　山茱萸100g　枸杞子100g　淫羊藿200g
巴戟天100g　杜仲150g　六月雪200g　鹿衔草200g
白茅根150g　仙鹤草150g　玉米须150g　鬼箭羽200g
丹参200g　半夏120g　陈皮120g　薏苡根150g
金樱子200g　芡实200g　生牡蛎200g
生晒参100g（另煎冲入）　西洋参100g（另煎冲入）
阿胶300g　冰糖500g

收膏。

[三诊]　2009 年 11 月 21 日。

症状：患者 2006 年来尿蛋白及血红蛋白尿基本消失，过度劳累后偶有尿中少量红细胞，每年冬季前用上方服 1 料膏方，今复查，尿蛋白阴性，尿血红蛋白阴性，继用原方调理。

按　慢性肾炎临床上常见有蛋白尿、血尿、水肿之病症，往往正虚与标实相兼，本案患者以脾肾气虚为主，夹有湿浊化热之倾向，故以补益脾肾以助力水运，清化湿热以祛邪实而收功。

### （四）尿酸性肾病蛋白尿

● 案　李某，男性，48 岁。

[初诊]　2006 年 11 月 12 日。

病史：2000 年体检时发现血尿酸偏高，约 510 μmol/L，无明显症状。今年 6 月份，因喝啤酒、吃海鲜后自觉左踇趾红肿热痛，经医院诊断为痛风，服别嘌呤醇、秋水仙碱而缓解。1 个月前左踇趾红肿热痛复发，小便伴有泡沫尿，尿常规示：尿蛋白（++）。刻下：虽关节疼痛缓解，但尿蛋白仍未消失。舌苔薄黄腻，脉弦。

证属：湿热下注，瘀阻脉络，伤及脾肾，精微外泄。

治拟：清化湿热，健脾益肾。

处方：黄柏 100 g　　苍白术各 100 g　　怀牛膝 150 g　　半夏 150 g
　　　陈皮 150 g　　　胆南星 200 g　　　山慈菇 200 g　　金银花 250 g
　　　连翘 150 g　　　蒲公英 250 g　　　六月雪 250 g　　鹿衔草 250 g
　　　玉米须 250 g　　鬼箭羽 250 g　　　土茯苓 250 g　　怀山药 150 g
　　　生薏苡仁 200 g　生地黄 150 g　　　枸杞子 100 g　　女贞子 100 g
　　　川续断 100 g　　杜仲 150 g　　　　冬瓜皮 200 g　　威灵仙 250 g
　　　桑椹 100 g　　　泽兰泻各 100 g　　生晒参 50 g（另煎冲入）
　　　西洋参 100 g（另煎药冲入）　　　阿胶 300 g　　　　冰糖 200 g
　　　收膏。

[二诊]　2007 年 12 月 2 日。

症状：服完上述膏方后，继以中药调理 3 月余，并嘱忌高嘌呤饮食，复查尿蛋白消失，后停中药，每日服 1 次别嘌呤醇，1 片。至今痛风未发作，血尿酸为 400 μmol/L 左右，继以原法出入。

处方：黄柏 100 g　　　苍白术各 100 g　怀牛膝 150 g　　半夏 100 g

| | | | |
|---|---|---|---|
| 陈皮 100 g | 胆南星 150 g | 山慈菇 150 g | 忍冬藤 250 g |
| 连翘 100 g | 蒲公英 250 g | 六月雪 200 g | 鹿衔草 200 g |
| 玉米须 200 g | 鬼箭羽 200 g | 土茯苓 250 g | 怀山药 100 g |
| 生薏苡仁 200 g | 生地黄 150 g | 枸杞子 100 g | 桑椹 100 g |
| 桑寄生 150 g | 川续断 100 g | 杜仲 150 g | 冬瓜皮 200 g |
| 威灵仙 200 g | 太子参 150 g | 生晒参 80 g（另煎冲入） | |
| 西洋参 100 g（另煎冲入） | | 阿胶 300 g | 冰糖 500 g |

收膏。

**按** 尿酸性肾病，大多因饮食高嘌呤食物，以致血尿酸增高所致。本案初为痛风，后致肾脏病变出现尿蛋白，在控制饮食降低血尿酸同时，用健脾益肾、清热化湿之品，达到了预想的效果。

### （五）尿酸性肾病肾功能不全

● **案** 龚某，男性，52 岁。

[初诊] 2007 年 11 月 28 日。

病史：患者左趾跖关节及右足踝关节红肿热痛交替发作七八年，血尿酸595 μmol/L。近两年出现蛋白尿，今年夏天以来，血肌酐 285 μmol/L，血尿素氮 16.3 μmol/L，来诊时感神疲乏力，腰酸软，纳谷及二便如常，舌边有齿印，苔薄白腻，脉濡细。患者血尿酸升高，痛风屡次发作，继而损伤肾脏，出现蛋白尿，病情继续发展，以致肾功能受损。

证属：脾肾两损，湿热留恋。

治拟：健脾益肾，兼化湿热。

| | | | |
|---|---|---|---|
| 处方：生黄芪 250 g | 太子参 100 g | 苍白术各 100 g | 怀山药 100 g |
| 茯苓 120 g | 半夏 150 g | 陈皮 150 g | 怀牛膝 120 g |
| 黄柏 100 g | 威灵仙 150 g | 川续断 100 g | 杜仲 150 g |
| 六月雪 200 g | 鹿衔草 200 g | 玉米须 200 g | 鬼箭羽 200 g |
| 土茯苓 250 g | 薏苡根 250 g | 淫羊藿 150 g | 丹参 200 g |
| 当归 100 g | 独活 100 g | 熟大黄 100 g | 泽泻 100 g |
| 生晒参 100 g（另煎冲入） | | 西洋参 100 g（另煎冲入） | |
| 冰糖 300 g | 阿胶 350 g | | |

收膏。

[二诊] 2008 年 11 月 3 日。

症状：今年来，痛风未发作过，今查血肌酐 186 μmol/L，血尿素氮 9.6 mmol/L。

嘱控制饮食，避免高嘌呤食物，再以原意立方。

　　**按**　本方以六君子健脾，三妙丸清化，威灵仙、土茯苓、薏苡根、泽泻以降低血尿酸，六月雪、鹿衔草、玉米须、鬼箭羽、生黄芪、熟大黄、丹参以益肾解毒。

### （六）IgA 肾病蛋白尿

● **案**　干某，男性，35 岁。

[初诊]　2001 年 12 月 3 日。

病史：在体检时发现尿蛋白（++），到上海某三级医院作进一步检查，经某医院做肾穿，病理报告示 IgA 肾病而返回。来诊时无明显不适，略感腰酸乏力，纳谷二便如常。尿常提示：尿蛋白（++），尿血红蛋白（+）。舌边有齿印，苔薄白，脉濡细。无明显症状，应诊断为隐匿性肾炎，但经病理检查诊断为 IgA 肾病，其蛋白尿形成与脾肾有关，摄精与藏精失司。

治拟：健脾益肾为主，佐以化瘀通络。

处方：
| | | | |
|---|---|---|---|
| 生黄芪 250 g | 太子参 100 g | 白术 100 g | 怀山药 100 g |
| 茯苓 120 g | 补骨脂 100 g | 覆盆子 150 g | 金樱子 200 g |
| 芡实 200 g | 淫羊藿 200 g | 巴戟天 100 g | 菟丝子 120 g |
| 丹参 200 g | 六月雪 200 g | 鹿衔草 200 g | 玉米须 200 g |
| 鬼箭羽 250 g | 川续断 100 g | 杜仲 150 g | 桃仁 100 g |
| 红花 100 g | 当归 100 g | 川芎 100 g | 怀牛膝 100 g |
| 蝉蜕 100 g | 白茅根 200 g | 仙鹤草 200 g | |
| 生晒参 100 g（另煎冲入） | | 西洋参 100 g（另煎冲入） | |
| 白砂糖 500 g | 阿胶 150 g | 龟甲胶 150 g | 鹿角胶 150 g |
| 收膏。 | | | |

[二诊]　2002 年 11 月 28 日。

症状：复膏方后尿蛋白减至（+），继以上方为主治疗。

### （七）IgA 肾病血尿

● **案**　金某，女性，32 岁。

[初诊]　1999 年 12 月 4 日。

病史：10 月份做妇科检查时发现尿蛋白（+++），尿红细胞 25～30/HP，后在某医院做肾穿活检时诊断为 IgA 肾病。来诊时腰部酸痛，咽喉不利，神疲乏力，舌边尖偏红，苔薄黄微腻，脉细。

证属：气阴两虚，气虚不能摄血，阴虚内热中生，热伤血络。

治拟：益气养阴，而兼清化祛瘀。

处方：生黄芪250 g　　太子参100 g　　怀山药100 g　　白术100 g

茯苓120 g　　　生地黄150 g　　牡丹皮100 g　　山茱萸100 g

枸杞子100 g　　泽兰泻各100 g　黄柏100 g　　　知母100 g

女贞子100 g　　墨旱莲150 g　　白茅根150 g　　仙鹤草200 g

六月雪200 g　　鹿衔草200 g　　玉米须200 g　　鬼箭羽250 g

藕节炭150 g　　丹参200 g　　　川续断100 g　　杜仲150 g

黄精150 g　　　金雀根200 g　　薏苡根200 g　　连翘100 g

蒲公英200 g　　生晒参30（另煎冲入）

西洋参120（另煎冲入）　　　　冰糖500 g　　　阿胶300 g

龟甲胶200 g

收膏。

［二诊］　2001年11月26日。

症状：前年服药后，继以上方的基础服中药。去年冬季，在当地仍以上方加工膏滋药1料。今感无明显不适，腰酸乏力大有好转，查尿常规，尿血红蛋白（+），尿红细胞6~8/HP。治宗原意出入。

按　IgA肾病起病大多隐匿，临床上以反复发作的肉眼血尿或镜下血尿，或伴有轻度蛋白尿为主要表现，其本虚者，以气虚、阴虚或气阴两虚为主，往往兼有血瘀的临床表现，所谓瘀不祛则血不止。本案以血尿为主，以益气养阴治本，清热凉血祛瘀以治症。上案以蛋白尿为主，重在健脾益肾以固本，佐以祛瘀通络而收功。

## （八）紫癜性肾炎

● 案1　俞某，女性，8岁。

［初诊］　2000年11月26日。

病史：9月上旬患者双下肢出现密集的出血点，尿常规检查，尿蛋白（++++），尿红细胞50~60/HP。在上海某医院诊治，经肾穿证实为紫癜性肾炎，用醋酸泼尼松治疗，每日30 mg。来诊时醋酸泼尼松用量每日25 mg，颜面虚胖明显（激素反应），双下肢散在出血点仍在，尿蛋白（++），尿血红蛋白（++++），尿红细胞30~40/HP，胃纳一般，舌边有齿印，舌尖偏红，苔薄，脉动濡细。嘱每2周醋酸泼尼松每日用量减2.5 mg。紫癜往往与血热相关，经用激素后，出现脾肾两虚之象，以致脾虚而不摄血，血热而迫血外行，肾失封藏，其精外泄。

治拟：健脾益肾，兼以凉血止血。

处方：生黄芪 150 g　太子参 100 g　怀山药 100 g　茯苓 100 g
　　　生地黄 100 g　牡丹皮 60 g　紫草 100 g　水牛角 150 g
　　　茜草 100 g　生地榆 100 g　生藕节 100 g　山茱萸 60 g
　　　枸杞子 60 g　墨旱莲 100 g　白茅根 100 g　仙鹤草 100 g
　　　六月雪 100 g　鹿衔草 100 g　玉米须 100 g　鬼箭羽 100 g
　　　土茯苓 100 g　金樱子 100 g　芡实 100 g　连翘 100 g
　　　蝉蜕 60 g　西洋参 100 g（另煎冲入）　冰糖 500 g
　　　阿胶 250 g　龟甲胶 250 g
　　　收膏。

[二诊]　2001 年 12 月 3 日。

病状：颜面虚胖已除，双下肢已无出血点，尿蛋白（-），尿血红蛋白（++），尿红细胞 5~6/HP，再继以原方以资巩固。

● 案2　李某，女性，38 岁。

[初诊]　2005 年 11 月 16 日。

病史：患者 9 月份出现双下肢密集型出血点，伴腹痛，腹泻，在当地医院曾用过地塞米松及止血药。10 月份出现血尿，于上海某医院做肾穿，诊断为紫癜性肾炎。来诊时，双下肢散在性出血点，鲜红点与紫暗点均存在，咽痛。查尿常规：尿蛋白（+），尿血红蛋白（++++），尿红细胞 50~60/HP。舌质偏红，苔薄黄，脉弦。血热伤络而出血鲜红，血溢络外已成瘀凝而其色紫暗。

治拟：祛风清热，凉血止血。

处方：防风 100 g　蝉蜕 100 g　僵蚕 100 g　桔梗 60 g
　　　生甘草 60 g　金银花 100 g　连翘 120 g　赤芍 100 g
　　　紫草 150 g　生地黄 150 g　牡丹皮 100 g　水牛角 250 g
　　　茜草 150 g　小蓟草 150 g　六月雪 200 g　鹿衔草 200 g
　　　白茅根 200 g　仙鹤草 200 g　玉米须 200 g　鬼箭羽 200 g
　　　生地榆 150 g　墨旱莲 150 g　益母草 150 g　当归 100 g
　　　川芎 100 g　土茯苓 250 g　西洋参 100 g（另煎冲入）
　　　冰糖 500 g　阿胶 250 g　龟甲胶 250 g
　　　收膏。

[二诊]　2006 年 11 月 15 日。

症状：双下肢出血点已除，查尿常规：尿蛋白（＋），尿血红蛋白（＋＋），尿红细胞 10～15/HP，感神疲，腰酸乏力，纳谷二便如常。舌边有齿印，苔薄，脉濡细。虽热邪已退，脾肾已亏。

治拟：健脾益肾，佐以凉血止血法。

处方：

| | | | |
|---|---|---|---|
| 生黄芪 200 g | 太子参 100 g | 白术 100 g | 怀山药 100 g |
| 茯苓 120 g | 生地黄 150 g | 牡丹皮 100 g | 赤白芍各 100 g |
| 水牛角 200 g | 紫草 150 g | 山茱萸 100 g | 枸杞子 100 g |
| 六月雪 200 g | 鹿衔草 200 g | 白茅根 200 g | 仙鹤草 200 g |
| 玉米须 200 g | 鬼箭羽 200 g | 茜草 150 g | 金雀根 150 g |
| 川续断 100 g | 杜仲 150 g | 桑寄生 100 g | 半夏 100 g |
| 陈皮 100 g | 当归 100 g | 川芎 100 g | 土茯苓 200 g |
| 生晒参 50 g（另煎冲入） | | 西洋参 100 g（另煎冲入） | |
| 冰糖 500 g | 阿胶 250 g | 龟甲胶 250 g | |

收膏。

[三诊] 2007 年 12 月 2 日。

症状：双下肢出血点 1 年来未见。查尿常规：尿蛋白（＋），尿血红蛋白（＋），尿红细胞 3～5/HP。神疲、腰酸乏力稍有好转，苔脉如前。

治拟：健脾固肾为主。

处方：

| | | | |
|---|---|---|---|
| 生黄芪 250 g | 太子参 100 g | 白术 100 g | 怀山药 100 g |
| 茯苓 120 g | 半夏 120 g | 陈皮 150 g | 山茱萸 100 g |
| 枸杞子 100 g | 桑椹 100 g | 女贞子 100 g | 菟丝子 150 g |
| 淫羊藿 150 g | 川续断 100 g | 杜仲 150 g | 金樱子 200 g |
| 芡实 200 g | 生牡蛎 200 g | 六月雪 200 g | 鹿衔草 200 g |
| 玉米须 200 g | 鬼箭羽 200 g | 白茅根 200 g | 仙鹤草 200 g |
| 土茯苓 200 g | 生晒参 100 g（另煎冲入） | | |
| 西洋参 100 g（另煎冲入） | | 冰糖 500 g | 阿胶 250 g |
| 龟甲胶 250 g | | | |

收膏。

按 紫癜性肾炎往往继发于过敏性紫癜之后，年长者较年幼者肾脏受累重，初以血证为主，往往与风、热、毒、瘀侵袭有关，久之损伤脾肾。本案初以风热瘀为主，后以健脾益肾为主，成年人一旦发生肾损害，恢复往往较慢，治疗当根据症情变化通达权变。

### （九）糖尿病肾病

● **案**　顾某，男性，52 岁。

[初诊]　2002 年 11 月 20 日。

病史：患糖尿病已有 8 年余，服格列吡嗪及二甲双胍，血糖空腹时在 8～10 mmol/L。近年来泡沫尿明显，尿检时发现尿糖（+～+++），尿蛋白（+～++）。来诊时感消瘦，神疲乏力，易汗，时有心慌，纳谷可，大便二日一行，查尿常规：尿糖（++），尿蛋白（++），舌边尖偏红，苔薄，脉弦细。

证属：消渴一证，最易耗伤气阴，时下气虚则乏力易汗，阴亏则心慌便干。

治拟：益气养阴，固肾。

处方：

| | | | |
|---|---|---|---|
| 生黄芪 250 g | 太子参 100 g | 怀山药 100 g | 麦冬 100 g |
| 石斛 150 g | 天花粉 100 g | 菝葜 250 g | 生葛根 200 g |
| 五味子 60 g | 乌梅 30 g | 山茱萸 100 g | 生地黄 150 g |
| 六月雪 200 g | 鹿衔草 200 g | 玉米须 200 g | 鬼箭羽 200 g |
| 黄精 100 g | 生首乌 100 g | 金樱子 200 g | 芡实 200 g |
| 牡蛎 150 g | 佛手 100 g | 浮小麦 200 g | 炒防风 100 g |
| 糯稻根 200 g | 丹参 200 g | 莪术 150 g | |
| 生晒参 50（另煎冲入） | | 西洋参 100 g（另煎冲入） | |
| 阿胶 250 g | 龟甲胶 250 g | | |

收膏。

[二诊]　2003 年 11 月 29 日。

症状：后乏力、易汗、心慌均有好转。查尿常规：尿糖（+），尿蛋白（+），苔脉如前，继以原方。

### （十）糖尿病肾病氮质血症期

● **案**　俞某，女性，67 岁。

[初诊]　2004 年 12 月 5 日。

病史：糖尿病、高血压已有 16 年，常年服用阿卡波糖、二甲双胍，血糖控制不理想，空腹血糖 10 mmol/L 左右，尿糖（++～+++），血肌酐 212 μmol/L。自去年年底起，已改用诺和灵注射，上月初复查空腹血糖 7.8 mmol/L，尿糖（+），尿蛋白（+++），血肌酐 298 μmol/L。来诊时面浮，双下肢轻度凹陷性水肿，夜尿 4～5 次，腰膝酸软，舌淡胖，边有齿印，苔薄腻，脉沉细。

证属：久病伤及脾肾，脾虚湿困，肾虚水泛，实属阴阳两虚之象。

治拟：温肾健脾，行水解毒。

处方：熟附块 30 g　　生黄芪 250 g　　党参 100 g　　　白术 100 g
　　　怀山药 100 g　　黄精 100 g　　　茯苓 120 g　　　泽兰泻各 100 g
　　　巴戟天 100 g　　菟丝子 150 g　　淫羊藿 150 g　　杜仲 150 g
　　　山茱萸 100 g　　生姜皮 60 g　　　茯苓皮 130 g　　冬瓜皮 200 g
　　　桑白皮 120 g　　猪苓 120 g　　　陈葫芦壳 150 g　熟大黄 60 g
　　　丹参 250 g　　　莪术 105 g　　　当归 100 g　　　大腹皮 100 g
　　　半夏 120 g　　　陈皮 120 g　　　菝葜 250 g　　　生葛根 150 g
　　　阿胶 250 g　　　鹿角胶 150 g　　龟甲胶 150 g
　　　收膏。

另：高丽白参 50 g，西洋参 100 g，冬虫夏草 20 g，藏红花 5 g，研细如面粉收膏时调入。

［二诊］　2005 年 11 月 25 日。

症状：浮肿已退，尿蛋白（++），血肌酐 218 μmol/L，继以原方。患者在 2006~2008 年病情稳定，肾功能亦未恶化，继以上方。

［三诊］　2009 年 12 月 2 日。

症状：近几年在诺和灵的控制下，空腹血糖在 7.8 μmol/L 左右，尿蛋白（+~++），肌酐在 200 μmol/L 左右，精神状态尚可，浮肿基本消失。

治拟：健肾温肾。

处方：生黄芪 250 g　　党参 100 g　　　白术 150 g　　　怀山药 100 g
　　　茯苓 120 g　　　巴戟天 100 g　　菟丝子 150 g　　淫羊藿 150 g
　　　黄精 100 g　　　山茱萸 100 g　　生姜皮 60 g　　　冬瓜皮 200 g
　　　陈葫芦壳 150 g　熟大黄 60 g　　　丹参 250 g　　　莪术 150 g
　　　当归 100 g　　　半夏 120 g　　　陈皮 120 g　　　菝葜 250 g
　　　生葛根 150 g　　六月雪 200 g　　鬼箭羽 200 g　　阿胶 250 g
　　　鹿角胶 150 g　　龟甲胶 150 g
　　　收膏。

另：高丽白参 50 g，西洋参 100 g，冬虫夏草 20 g，藏红花 10 g，研细末如面粉收膏时调入。

按　糖尿病肾病，由于肾微血管的病变以致肾小球硬化，蛋白尿是糖尿病肾病的最早表现，病情发展，往往易致终末期肾功能衰竭。本病之初以滋阴清热为主，继而伤及脾肾，出现气阴两亏，更甚可致阳虚水泛，故在治疗时应根据病情辨证而施治。

### （十一）狼疮性肾炎

● **案**　陶某，女性，28 岁。

[**初诊**]　2005 年 12 月 5 日。

病史：今年夏天，面部出现红斑，伴泡沫尿，去上海某医院诊断为狼疮性肾炎，用醋酸泼尼松治疗。来诊时面部红斑明显呈蝶形，面部午后升火潮热，咽干不舒，易汗，腰酸乏力。尿常规示尿蛋白（++），舌质偏红，苔薄，脉细小数。

证属：热毒犯体，伤及气阴，以致阴亏虚热内生，气虚易汗乏力，面部蝶斑者责之于瘀。

治拟：益气养阴，解毒化瘀。

处方：

| | | | |
|---|---|---|---|
| 生黄芪 100 g | 太子参 100 g | 北沙参 100 g | 怀山药 100 g |
| 茯苓 100 g | 麦冬 100 g | 生地黄 150 g | 炙鳖甲 100 g |
| 忍冬藤 200 g | 白花蛇舌草 200 g | 丹参 200 g | 当归 100 g |
| 草河车 200 g | 赤芍 100 g | 六月雪 200 g | 鹿衔草 200 g |
| 玉米须 200 g | 鬼箭羽 200 g | 土茯苓 250 g | 地骨皮 150 g |
| 益母草 150 g | 浮小麦 150 g | 瘪桃干 100 g | 糯稻根 200 g |
| 五味子 60 g | 甘草 60 g | 生牡蛎 150 g | |
| 生晒参 50 g（另煎冲入） | | 西洋参 100 g（另煎冲入） | |
| 冰糖 500 g | 阿胶 250 g | 龟甲胶 200 g | |

收膏。

[**二诊**]　2006 年 12 月 12 日。

症状：乏力、易汗、潮热有好转，尿蛋白（+），再守原方。

**按**　狼疮性肾炎的患者，肾阴亏损，阴虚火旺为本，邪热毒邪外侵为标。本案与前案，一为肝肾阴亏，一为气阴两虚，但总离不开热毒与瘀，用药时常以忍冬藤、白花蛇舌草、草河车、土茯苓之类解热毒，丹参、鬼箭羽、益母草、赤芍、桃红化瘀通络。

### （十二）肾病综合征

● **案 1**　李某，男性，27 岁。

[**初诊**]　2001 年 11 月 16 日。

病史：今年 8 月，大学毕业来沪工作前，突然出现面浮足肿，伴泡沫尿，在合肥某医院做尿检，尿蛋白（++++），4.8 g/24 h，胆固醇 8.2 mmol/L，甘油三酯 5.6 mmol/L，考虑为肾病综合征，给予激素治疗，醋酸泼尼松每日 60 mg。来诊时，醋酸泼尼松每日 50 mg，满月脸，面部多发性毛囊炎，尿蛋白（+++），下肢轻度凹陷性水肿，大便两三日一行，苔黄腻脉弦滑。水湿弥漫，气机升降失常而至浮肿，高脂血症，脾不化精，肾不藏精使蛋白精微外泄，以致低蛋白血症。

治拟：健脾行水，清热祛瘀，嘱每 2 周醋酸泼尼松用量每日减 5 mg。

处方：生黄芪 200 g　太子参 100 g　白术 100 g　怀山药 100 g
茯苓皮 150 g　猪苓 100 g　冬瓜皮 150 g　桑白皮 150 g
生姜皮 30 g　大腹皮 120 g　陈葫芦壳 150 g　车前草 200 g
泽兰泻各 100 g　生薏苡仁 150 g　生地黄 150 g　金银花 100 g
连翘 150 g　蒲公英 250 g　蝉蜕 100 g　白花蛇舌草 250 g
赤芍 100 g　丹参 200 g　熟大黄 60 g　六月雪 200 g
鹿衔草 200 g　玉米须 200 g　鬼箭羽 200 g
西洋参 50 g（另煎冲入）　冰糖 500 g　阿胶 500 g
收膏。

[二诊]　2002 年 12 月 3 日。

症状：激素已停，满月脸也渐消失，面部毛囊炎也消失，大便日行一次，尿蛋白（+），苔薄，脉弦。

证属：湿热已退，脾肾功能未复。

治拟：健脾益肾法。

处方：生黄芪 200 g　太子参 100 g　白术 100 g　怀山药 100 g
茯苓 120 g　山茱萸 100 g　枸杞子 100 g　泽兰泻各 100 g
生地黄 100 g　牡丹皮 100 g　连翘 100 g　蒲公英 200 g
蝉蜕 100 g　六月雪 200 g　鹿衔草 200 g　玉米须 200 g
鬼箭羽 200 g　土茯苓 200 g　薏苡根 200 g　半夏 100 g
陈皮 100 g　金樱子 200 g　芡实 200 g
生晒参 50 g（另煎冲入）　西洋参 100 g（另煎冲入）
冰糖 500 g　阿胶 500 g
收膏。

[三诊]　2003 年 11 月 28 日。

症状：各项指标均正常，无明显不适感。再拟原方。

按　肾病综合征是临床上常见的一组肾病症候群，其症候变化复杂，本案患者以湿热为主，继而损及脾、肾。初以清热解毒、行水化瘀为主，再以健脾益肾而收功。

● **案2**　刘某，女性，9 岁。

[**初诊**]　2007 年 12 月 5 日。

病史：2007 年 9 月，患者出现面浮足肿，尿蛋白（++++），当地医院考虑为肾病综合征，用醋酸泼尼松每日 40 mg。来诊时，已现激素反应，面部虚胖，下肢轻度凹陷性水肿，咽喉红，扁桃体轻度肿大，食欲尚可，二便如常，尿蛋白（+++），口服醋酸泼尼松每日 30 mg，舌边尖，质偏红，苔薄，脉濡细。

证属：脾虚生湿，水运不利，肾虚封藏失固，精微流失，夹杂风热。

治拟：健脾益肾以培本，祛风清热利水以祛邪。

处方：生黄芪 100 g　　太子参 100 g　　白术 100 g　　怀山药 100 g

茯苓 100 g　　山萸肉 60 g　　生熟地黄各 60 g　黄精 100 g

防风 60 g　　金银花 60 g　　连翘 60 g　　蝉蜕 60 g

桔梗 30 g　　生草 30 g　　白花蛇舌草 100 g　六月雪 100 g

鹿衔草 100 g　玉米须 100 g　　鬼箭羽 100 g　　冬瓜皮 100 g

陈葫芦壳 100 g　泽兰泻各 60 g　　薏苡根 120 g　　陈皮 60 g

佛手 60 g　　　生晒参 30 g（另煎冲入）

西洋参 50 g（另煎冲入）　　　　冰糖 500 g　　　阿胶 500 g

收膏。

[**二诊**]　2008 年 11 月 28 日。

症状：激素已停，在夏天行扁桃体摘除术。目前一般状况良好，纳谷、二便如常，苔脉如前。尿常规检查示：尿蛋白（+）。治以前法，酌减祛风清热之品。

处方：生黄芪 100 g　　太子参 100 g　　白术 100 g　　怀山药 100 g

茯苓 100 g　　山萸肉 60 g　　生熟地黄各 60 g　黄精 100 g

连翘 60 g　　蝉蜕 60 g　　六月雪 100 g　　鹿衔草 100 g

玉米须 100 g　鬼箭羽 100 g　　冬瓜皮 100 g　　薏苡根 100 g

丹参 100 g　　生熟薏苡仁各 80 g　　　　谷麦芽各 80 g

佛手 60 g　　陈皮 60 g　　生晒参 30 g（另煎冲入）

西洋参 50 g（另煎冲入）　　　　冰糖 500 g　　　阿胶 500 g

收膏。

按　本案初有风热之邪，故以防风、蝉蜕、金银花、连翘、桔梗、生草、白花蛇舌草祛风清热利咽，后再以健脾益肾之品巩固疗效。患者 2009 年 12 月 6 日前来复诊，各项指标均已正常，守原方。

## （十三）慢性尿路感染

● **案**　程某，女性，37 岁。

[初诊]　2006 年 11 月 25 日。

病史：1999 年夏天出现尿频、尿急、尿痛，肉眼血尿，尿蛋白（+），尿血红蛋白（++++），尿白细胞（++++），经治疗尿路刺激征消失，尿检正常。但劳累后尿频、尿急、尿痛时发，刻下常规检查示：尿蛋白（+），尿血红蛋白（+），尿红细胞 5～6/HP，尿白细胞>100/HP。神疲乏力，腰膝酸软，怕冷，易感冒，尿频，苔薄白，脉濡细。

证属：本病初起下焦湿热，热蕴膀胱，气化不利，久之湿热耗伤正气，致脾肾亏虚，以致中气不足，肾元不固，而致虚实夹杂。

治拟：健脾益肾，兼清湿热。

处方：

| | | | |
|---|---|---|---|
| 生黄芪 200 g | 太子参 100 g | 生熟地黄各 100 g | 山茱萸 100 g |
| 怀山药 100 g | 牡丹皮 100 g | 泽泻 100 g | 茯苓 120 g |
| 黄柏 100 g | 知母 100 g | 菟丝子 150 g | 淫羊藿 150 g |
| 续断 100 g | 桑寄生 100 g | 杜仲 150 g | 防风 100 g |
| 苏梗 120 g | 半夏 150 g | 陈皮 150 g | 川贝母 100 g |
| 连翘 100 g | 蒲公英 250 g | 车前草 250 g | 墨旱莲 150 g |
| 生晒参 100 g（另煎冲入） | | 西洋参 100 g（另煎冲入） | |
| 冰糖 500 g | 阿胶 500 g | | |

收膏。

[二诊]　2007 年 12 月 7 日。

症状：一年来感冒已无，尿频尿急明显好转，苔薄，脉濡细，再宗原法。

处方：

| | | | |
|---|---|---|---|
| 生黄芪 200 g | 太子参 100 g | 生熟地黄各 100 g | 山茱萸 100 g |
| 怀山药 100 g | 牡丹皮 100 g | 泽泻 100 g | 茯苓 120 g |
| 黄柏 100 g | 知母 100 g | 白术 100 g | 菟丝子 150 g |
| 淫羊藿 150 g | 续断 100 g | 桑寄生 100 g | 杜仲 150 g |
| 防风 100 g | 墨旱莲 150 g | 金樱子 200 g | 桑螵蛸 200 g |
| 连翘 100 g | 蒲公英 250 g | 车前草 200 g | |
| 生晒参 100 g（另煎冲入） | | 西洋参 100 g（另煎冲入） | |
| 冰糖 500 g | 阿胶 500 g | | |

收膏。

**按**　尿路感染多以热淋为主，久之往往伤及脾肾。本案参、芪以健脾，知柏八味以补肾，加以清化，终以祛除顽疾。

## （十四）帕金森病

• **案**　黎某，女性，56岁。

[初诊]　2004年12月14日。

病史：2000年春季开始出现下肢颤动，继而吃饭拿筷时双手也时有颤动，2003年经某医院诊断为帕金森病。来诊时，步伐艰难，坐下时手脚抖动，夜间时有惊叫及跳痛，大便干结，苔薄，脉弦。

证属：内风，肝肾阴虚，虚风内动。

治拟：补肝益肾为主，并用虫类药搜风镇惊。

处方：生熟地黄各100 g　山茱萸100 g　　牡丹皮100 g　　朱茯苓120 g
　　　泽兰泻各100 g　　怀山药100 g　　黄精150 g　　　枸杞子100 g
　　　生首乌250 g　　　菟丝子1 560 g　巴戟天100 g　　肉苁蓉200 g
　　　炙甘草100 g　　　淮小麦300 g　　知母100 g　　　百合150 g
　　　柴胡60 g　　　　生龙牡各150 g　续断100 g　　　杜仲150 g
　　　益智仁150 g　　　灵芝200 g　　　熟大黄150 g　　半夏150 g
　　　陈皮150 g　　　　蜈蚣30 条　　　全蝎30 g
　　　生晒参100 g（另煎冲入）　　　西洋参100 g（另煎冲入）
　　　蜂蜜500 g　　　　阿胶500 g
　　　收膏。

[二诊]　2009年11月14日。

症状：患者已经连续4年立冬之后，均以上方为主服用膏方，症状未见明显加重，行走有所好转。今来诊时，手脚颤抖有所好转，夜间惊叫有所改善，再拟上方。

按　本案之证，对老年人伤害尤大，表现为内风症状，而实为肝肾之虚，治以肝肾、阴阳并补，佐以虫类药搜风，重镇药平肝镇惊，坚持服用膏方，可阻病情发展，但要治愈尚属困难。

## （十五）青光眼术后，喉癌术后

• **案**　王某，男性，57岁。

[初诊]　2005年11月23日。

病史：患者体检时发现青光眼，在上海某医院行左眼手术，右眼暂观察。来诊时，术后2个月，视力左眼0.5，右眼0.8，略有口臭，二便如常，时有口舌溃疡，苔薄，脉弦。

证属：肝胃有火。

治拟：健脾和胃，清肝明目。

处方：

| | | | |
|---|---|---|---|
| 川黄连 30 g | 黄芩 100 g | 杭白菊 100 g | 生石决明 200 g |
| 珍珠母 200 g | 青葙子 100 g | 木贼草 120 g | 谷精草 100 g |
| 生熟地黄各 100 g | 潼白蒺藜各 100 g | 山茱萸 100 g | 枸杞子 100 g |
| 连翘 100 g | 天花粉 100 g | 百合 150 g | 知母 100 g |
| 栀子 100 g | 牡丹皮 100 g | 泽泻 100 g | 茯苓 100 g |
| 薄荷 60 g | 穿山甲 100 g | 丹参 200 g | 佛手 100 g |

生晒参 50 g（另煎冲入）　　西洋参 50 g（另煎冲入）

羚羊角粉 20 g（收膏时调入）　珍珠粉 20 g（收膏时调入）

冰糖 500 g　　阿胶 500 g

收膏。

[二诊]　2006 年 11 月 15 日。

症状：视力左眼 0.8，右眼 1.2，无任何不适，苔脉如前，继以原方。

[三诊]　2007 年 12 月 1 日。

症状：患者 9 月份出现声嘶哑，在上海某医院诊断喉癌，行半喉切除术。来诊时，视力尚好，发声轻微，一般很难听清，苔薄，脉弦。

治拟：清热解毒，利咽开音，佐以明目。

处方：

| | | | |
|---|---|---|---|
| 生黄芪 300 g | 太子参 150 g | 八月札 150 g | 土茯苓 200 g |
| 僵蚕 100 g | 壁虎 60 条 | 陈皮 60 g | 北沙参 150 g |
| 生薏苡仁 300 g | 猪苓 150 g | 白花蛇舌草 300 g | 半枝莲 300 g |
| 贝母 60 g | 浙贝母 60 g | 绞股蓝 150 g | 七叶一枝花 300 g |
| 夏枯草 150 g | 蛇六谷 300 g | 生鸡内金 100 g | 生白术 120 g |
| 灵芝 150 g | 石斛 150 g | 桑白皮 150 g | 杏仁 120 g |
| 蝉蜕 100 g | 谷精草 100 g | 木贼草 120 g | 丹参 200 g |

生晒参 50 g（另煎冲入）　　西洋参 50 g（另煎冲入）

羚羊角粉 20 g（收膏时调入）　珍珠粉 20 g（收膏时调入）

冰糖 500 g　　阿胶 500 g

收膏。

[四诊]　2009 年 11 月 28 日。

症状：去年仍以上方服用。今一般情况尚好。视力不减，发声明显好转，对话时能听清，继以上方。

**按** 患者平时体检，各种生化指标均正常，后发现青光眼，用清肝明目之品，病情尚稳定。后又因喉癌而行半喉切除术，经用清热解毒、抗肿瘤、利咽开音之品，声音明显好转，嘱每年仍以膏方调理。

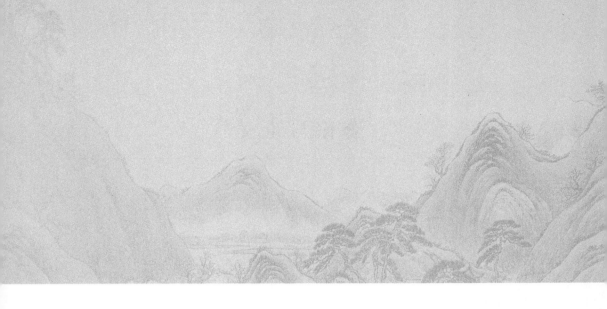

# 附　录

# 著 作 与 论 文

## 主编或参编著作

《中医男科百问》（上海科学技术出版社，1990 年）

《中医外感热病学》（上海科学技术出版社，1991 年）

《实用中医大全》（上海古籍出版社，1992 年）

《中医临床肾脏病学》（上海科学技术文献出版社，1997 年）

《实用中医肾病学》（人民卫生出版社，2002 年）

《调治养护点津》（同济大学出版社，2005 年）

## 发表论文题录

[1] 周锦明. 小儿硬皮病一例治验 [J]. 湖南中医杂志，1982（2）：36－37.

[2] 周锦明. 出血性肠炎验案 [J]. 云南中医杂志，1982（5）：45.

[3] 周锦明. 对王旭高治肝法的认识和临床应用 [J]. 湖南中医杂志，1983（4）：43－46.

[4] 周锦明. 苍柏蝉薏汤治疗过敏性皮肤疾患——附 48 例临床小结 [J]. 湖南中医杂志，1986（3）：23－24.

[5] 周锦明. 胃脘痛刍议 [J]. 上海中医药杂志，1989（8），8－9.

[6] 连华，周锦明. 温阳活血法在心血管疾病的应用 [J]. 中国农村医学，1990（11）：47－49.

[7] 周锦明，连华. 清胆和胃汤治疗慢性胃炎 64 例 [J]. 中国农村医学，1993（2）：55－56.

[8] 周锦明. 发热论治 25 法 [J]. 中国农村医学，1993（9）：53－56.

[9] 周锦明. 慢性肾功能衰竭的中西医结合诊治 [J]. 中国农村医学，1994（8）：47－48.

[10] 周锦明，连华. 益肾解毒汤治疗慢性肾功能衰竭 30 例疗效观察 [J]. 中医杂志，1995（3）：169－170.

[11] 宋银屏，周锦明. 益气清利方治疗肾病水肿 56 例临床观察 [J]. 中国农村医学，1996（6）：53.

［12］连华，周锦明. 恶性肿瘤论治18法［J］. 中国农村医学，1997（5）：56－58.

［13］常仲康，周锦明. 中医药治疗尿路感染48例临床观察［J］. 中国中医药信息杂志，1997（11）：27.

［14］蔡浙毅，周锦明. 苓桂术甘汤合三金排石汤治疗尿路结石的临床观察［J］. 中国农村医学，1998（5）：39.

［15］连华，周锦明. 中医药治疗肺癌的体会［J］. 中国临床医生，1999（4）：46－47.

［16］李玉卿，蔡浙毅，周锦明，等. 益肾解毒汤延缓大鼠慢性肾功能衰竭进程的实验研究［J］. 中国中医基础医学杂志，1999（4）：21－24.

［17］吴娅妮，周锦明. 调肝祛瘀法治疗慢性萎缩性胃炎65例［J］. 中国临床医生，1999（9）：38－39.

［18］蔡浙毅，周锦明. 周锦明教授治疗肾病经验浅谈［J］. 中医临床医生，2000（3）：44－45.

［19］周锦明，连华. 益气活血法在中医脑病中的应用［J］. 中医临床医生，2000（10），41－42.

［20］蔡浙毅，周锦明，葛缘仁. 益母草对肾功能及其组织形态影响的动物实验研究［J］. 上海中医药杂志，2000（11），37－39.

［21］周锦明，蔡浙毅. 益肾解毒汤延缓慢性肾功能衰竭进程的临床观察. 中国临床医生，2002（1）：38－39.

［22］蔡浙毅，周锦明，葛缘仁. 木通引起肾损害的实验研究［J］. 中华肾脏杂志，2001（4）：263－264.

［23］朱娟芳，周锦明. 温中实脾汤治疗慢性结肠炎［J］. 中国临床医生，2002（10）：59.

［24］李玉卿，蔡浙毅，陈以平，等. 益肾汤治疗慢性肾功能衰竭的实验研究［J］. 上海中医药杂志，2004（4）：49－51.

［25］陈咏，周锦明. 糖肾方治疗早期糖尿病肾病的临床观察［J］. 中国临床医药研究杂志，2004（4）：11629－11631.

［26］朱娟芳，周锦明. 安冲汤治疗人工流产术后后出血不止40例疗效观察［J］. 现代中西医结合杂志，2004，13（14）：1684.

［27］蔡浙毅，周锦明，葛缘仁. 大剂量粉防己对大鼠肾功能及肾组织形态影响的研究［J］. 中国医院药学杂志，2005，25（12）：1200－1201.

［28］沈美珠，周锦明. 益肺补肾汤防治慢性支气管炎的体会［J］. 中华中西医杂志，2006（2）：142－143.

［29］朱娟芳，周锦明. 补中益气汤新用3例临床观察［J］. 现代中西医结合杂

志，2006，15（8）：1066-1067.

［30］李玉卿，周锦明. 周锦明治疗血尿的经验［J］. 上海中医药杂志，2007
（4）：51.

［31］李玉卿，周锦明. 90 张慢性肾功能衰竭灌肠方组方分析［J］. 现代中西
医结合杂志，2007，16（12）：1661-1662.

# 周锦明工作室科研项目

1. 益肾解毒汤延缓大鼠慢性肾功能衰竭进程的实验研究

周锦明

上海市卫生和计划生育委员会科研课题

2. 益肾汤延缓慢性肾功能衰竭进程的临床和实验研究

周锦明

上海市自然科学基金项目（004119056）

3. 从 TGF-β1/Smads 信号通路对肾间质纤维化的影响研究益肾解毒汤的
作用机制

费秀丽

上海市中医临床重点专科建设项目（ZYXK2012006）

4. 从巨噬细胞的增殖活化观察益肾解毒汤对 UUU 大鼠肾纤维化的影响

费秀丽

上海市卫生和计划生育委员会科研课题（20144Y0090）

5. 益肾解毒汤对大鼠 5/6 肾切除肾间质纤维化模型 JAK/STAT/SOCS 信号
途径的影响

于昊新

上海市金山区卫生和计划生育委员会课题（JSKJ-KTMS-2014-10）

6. 消白方治疗慢性肾炎脾肾阳虚型的疗效观察

彭勇华

上海市金山区卫生和计划生育委员会科研课题（JSKJ-KTZY-2016-5）

7. 参蛤补肺汤治疗肺气亏虚型稳定期 COPD 的临床研究

陈代平

上海市金山区卫生和计划生育委员会科研课题（JSKJ-KTZY-2016-5）